口腔临床麻醉技术与技巧
基于循证和解剖

主 编

（日）岩永 让　　（日）嘉村康彦　　（日）田中 毅

主 译

吴松涛

副主译

陈馥淳

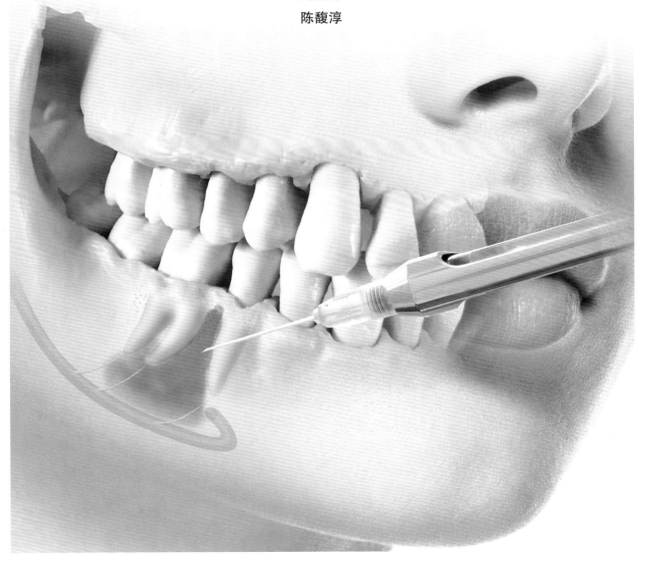

北方联合出版传媒（集团）股份有限公司

辽宁科学技术出版社

沈 阳

图文编辑

刘 菲 刘 娜 康 鹤 肖 艳 王静雅 纪凤薇 刘玉卿 张 浩 曹 勇 杨 洋

Clinical Dental Anesthesia:Evidence-Based Anatomy

By Iwanaga Joe et., al.

Copyright © 2020 Ishiyaku Publishers, Inc. Tokyo, Japan.

All rights reserved.

First original Japanese edition published by Ishiyaku Publishers, Inc. Tokyo, Japan.

Chinese (in simplified character only) translation rights arranged with Ishiyaku Publishers, Inc. Tokyo, Japan.

through CREEK & RIVER Co., Ltd. and CREEK & RIVER SHANGHAI Co., Ltd.

©2024，辽宁科学技术出版社。

著作权合同登记号：06–2022第20号。

图书在版编目（CIP）数据

口腔临床麻醉技术与技巧 /（日）岩永让，（日）嘉村康彦，（日）田中毅主编；吴松涛主译. —沈阳：辽宁科学技术出版社，2024.3

　ISBN 978–7–5591–3224–6

　Ⅰ.①口… Ⅱ.①岩… ②嘉… ③田… ④吴… Ⅲ.①口腔外科手术—麻醉学　Ⅳ.①R782.05

中国国家版本馆CIP数据核字（2023）第159959号

出版发行：辽宁科学技术出版社
　　　　　（地址：沈阳市和平区十一纬路25号　邮编：110003）
印 刷 者：深圳市福圣印刷有限公司
经 销 者：各地新华书店
幅面尺寸：210mm×285mm
印　　张：10.75
字　　数：220千字
出版时间：2024 年 3 月第 1 版
印刷时间：2024 年 3 月第 1 次印刷
策划编辑：陈　刚
责任编辑：张丹婷　殷　欣
封面设计：袁　舒
版式设计：袁　舒
责任校对：李　霞

书　　号：ISBN 978–7–5591–3224–6
定　　价：198.00 元

投稿热线：024–23280336
邮购热线：024–23280336
E–mail:cyclonechen@126.com
http://www.lnkj.com.cn

译者序
FOREWORD

　　无痛治疗是每位口腔医生在诊疗中最应关注的问题，因为做好无痛治疗，不仅可以提高诊疗效率，还可以提升患者的就诊体验，加强患者对医生的信任感，实现良好的口碑效应。

　　实现无痛治疗的关键在于做到位置准确并充分起效的局麻，但如何保证准确注射、如何检查麻醉充分起效、如何确保麻醉效果在治疗过程中一直持续、如何解决麻醉不起效的情况等都是长久以来困扰着众多同行朋友的难题。

　　原作者结合日本和美国对局麻的临床实践，在大量的文献循证基础上，对局麻的相关问题做了非常细致而全面的阐述。本书从正确的颌面部解剖入手，一步步详尽介绍了各种口腔局麻的操作流程和应该避免的问题，并对几乎所有常见局麻药物的利弊做了深入的解析，最后还对局麻时应注意的系统性疾病的问诊以及局麻偶发症状的防治进行了透彻的说明。可以说本书是我读过的口腔局麻领域中最出色的一本，它完全有资格成为每位口腔医生案头必备的工具书。

　　本书对于中国读者来说存在着一定的局限性，比如由于日本没有批准使用阿替卡因作为口腔麻醉药品，所以书中仅有少量篇幅介绍到这种在国内常见的药物。另外由于原作者追求细致和严谨的表达，在日语的遣词造句上十分复杂，对翻译工作形成了巨大挑战。

　　虽然我与原作者进行了两轮邮件沟通，对书中30多个问题进行了探讨、求证和确认，但由于原作者工作繁忙，书中仍然留有几个原作者没有彻底解释清楚的地方，对于这些遗留问题以及两国语言表达差异容易造成误解的地方，作为译者我在书中都以"译者注"的形式进行了备注和说明，希望大家能多多体谅。另外，对于本书所涉及的很多药物方面的专业词汇，我都尽量找到中文对应翻译，如果没有中文或有多个中文译名，我会用加英文名的方式来表示，需要的朋友可以查英文找到这种药物。最后，书稿经过两位译者与编辑的多次反复校对，虽力求完美，但难免有纰漏谬误之处，还请各位读者多多包涵，并不吝赐教，予以指正。

　　其实本书是辽宁科学技术出版社一次性委托我翻译的3本书的最后1本，前面的《精通咬合重建》和《口腔门诊常用外科小手术要点》都已经成书面世，在这三部曲的最后一部也即将完结之际，回望这段历时近2年的翻译历程，有太多需要感谢的人。感谢辽宁科学技术出版社陈刚社长对我的信任和帮助，感谢北京大学的周彦恒教授和广州医科大学的朴正国教授帮我的前两本书题写序言，感谢周茂强、欧阳可雄、陈馥淳3位老师帮我认真审校文稿，感谢我的父母、朋友和同事平时给予我的支持与鼓励！最后，希望我翻译的这些书籍能为国内的口腔同行们带来更多有益的经验和知识，能为中日口腔医学的交流与发展贡献自己的一份绵薄之力。

吴松涛

2023年9月21日

写于东京到广州的CZ386航班上

前言
PREFACE

摆脱"熟悉"的麻醉方法向"新麻醉"进发

口腔医生平时最常做的操作之一就是口腔麻醉，但多数人并没有从前辈医生那里仔细学过，而是读了一点教科书上的内容就自然学会了。

在对患者的麻醉实践中不断积累经验，学习每位患者不同的个体反应，根据不同反应的出现比例，总结出一套自己的经验法则，然后继续进行麻醉，使用这种所谓的"熟悉"的麻醉方法的人是不是越来越多了呢？

在口腔麻醉中，想要纠正那些伴随经验而产生的"熟悉"，或者那些被称为"自成一派"的倾向于个人见解的技术和观点，循证是一个非常有效的工具。从循证得出的数据表示的是一般性的平均值，因此不一定能完美应对面前的患者。但是，知道这个数据，就可以确认自己现在采用的技术或观点是不是和平均值偏差过大。另外，有了循证支持，还可以了解到未曾听过的非常有效的麻醉方法（比如有效延长麻醉持续时间的方法等）。迄今为止，在日本基本没人谈论口腔麻醉的循证，其实它是一座不可不知且潜力巨大的宝藏。

对解剖的理解也是麻醉成功不可或缺的因素。目前很多口腔麻醉相关的书籍都附上解剖图，那些对深刻理解麻醉实践必不可少的解剖知识大多穿插其间。然而，解剖的困难之处在于二维图片上解剖结构难以直观联系到三维现实中。因此，为了读者能构建三维的认知，本书中多数的解剖示意图都和实际人体解剖照片并排放置。另外，同样的解剖部位在不同人身上也是千差万别的，很多情况都和教科书上写的不一样。是否了解可能发生的解剖变异类型，在临床实践中有着天壤之别，对麻醉的成功至关重要。阅读本书，希望能带来豁然开朗的效果。

在我积累多年的"经验"之上加入"循证和解剖"，期待会让各位看到不同以往的"新麻醉"。

岩永　让

2020年6月

目录
CONTENTS

血管迷走神经反射

过敏反应

过度通气综合征

局麻药物中毒

高铁血红蛋白血症

总结

应该知道的临床窍门

第1篇

颌面解剖指引下的正确阻滞麻醉

Chapter 1

Chapter 2

Chapter 1

第1章
阻滞麻醉的历史性误解和颌面的正常解剖

阻滞麻醉

为了根据不同情况恰当使用阻滞麻醉，让麻醉成功，除了必须知道各种各样阻滞麻醉的种类并精通其技术以外，解剖学和生理学的知识以及与患者的沟通能力等也是必不可少的（**图1-1，图1-2**）。这些内容会在后面进行详细介绍，但各位读者也要先大致了解。

日本和美国对阻滞麻醉（特别是下颌神经阻滞麻醉）的理解和适用有着巨大的差别。多数日本的口腔医生仅做浸润麻醉就完成处置。虽然很多时候浸润麻醉就足够了，但很多口腔医生应该也遇到过患者术中出现疼痛的情况。而美国的口腔医生在遇到需要下颌牙髓麻醉的时候，首选的局麻方法是"下颌神经阻滞麻醉"，这是从他们还在学生时期就被教育灌输的。为了能日常化使用阻滞麻醉，在学校教学中，关于阻滞麻醉的解剖知识都被梳理得非常到位，然而可能是因为过于日常化的缘故，反而不去仔细观察实际情况，在阻滞麻醉时搞错解剖位置的事情也时有发生。

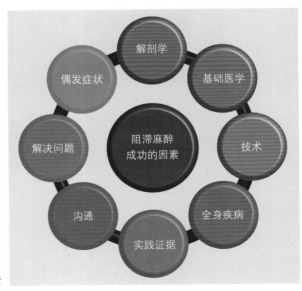

图1-1　阻滞麻醉成功的因素

图1-2　各种阻滞麻醉

译者注：日语中说的"下颌孔传导麻醉"，本书全部按照中文口腔术语翻译为"下颌神经（传导）阻滞麻醉"，但根据原作者在书中表达的意思"只有麻醉到神经主干才能被称之为该神经的阻滞麻醉"来看，翻译成下颌神经阻滞麻醉并不确切，按照原作者的意思翻译成下牙槽神经阻滞麻醉，有时又无法体现在此处麻醉时还同时会麻醉舌神经等其他神经，因此在需要体现这种麻醉位置的时候，本书会翻译成"下颌孔位置神经阻滞麻醉"等折中形式，请读者体谅。

【上颌】
上牙槽后神经阻滞麻醉（Posterior Superior Alveolar Nerve Block, PSAN Block）
上牙槽中神经阻滞麻醉（Middle Superior Alveolar Nerve Block, MSAN Block）
上牙槽前神经阻滞麻醉（Anterior Superior Alveolar Nerve Block, ASAN Block）
腭大神经阻滞麻醉（Greater Palatine Nerve Block）
鼻腭神经阻滞麻醉（Nasopalatine Nerve Block）

【下颌】
下颌神经阻滞麻醉（Inferior Alveolar Nerve Block, IAN Block）
颏神经阻滞麻醉（Mental Nerve Block）
颊神经阻滞麻醉（Buccal Nerve Block）（见65页）

1. 错误的阻滞麻醉P-ASA和AMSA

以下展示的这些错误的阻滞麻醉方法，仅有一部分口腔医生对其进行了报告，所以存在牙髓麻醉不起效的可能性，这些都是对解剖学有明显错误的理解所导致的错误的阻滞麻醉。英文论文对这些麻醉的效果有肯定的也有否定的，但有些书里却把它们记载得就像是教科书中的正确麻醉方法一样。读者请在理解了解剖后，就不要使用这些错误的阻滞麻醉。因为，使用这些错误的麻醉方法可能会导致麻醉不起效，这无论从解剖学来说，还是从伦理学来说都有很大的问题。

【由对解剖的误解所产生的错误阻滞麻醉】

· 腭侧上牙槽前神经阻滞麻醉［Palatal-Anterior Superior Alveolar（P-ASA）Nerve Block］

· 上牙槽前中神经阻滞麻醉［Anterior Middle Superior Alveolar（AMSA）Nerve Block］

上牙槽前神经和上牙槽中神经都是眶下神经的分支。上牙槽前神经从上颌窦前壁通过，上牙槽中神经从上颌窦外侧壁通过，分别分布于上颌前牙区和上颌前磨牙区（磨牙的一部分）（**图1-3a**）。然而，推荐上述两种阻滞麻醉的论文中，表示这两条神经是从鼻中隔走行，上牙槽后神经、中神经是从上腭走行然后分布到牙齿上一样。而且还使用了错误的插图，令人误以为这些神经最终都是从切牙管那样居于正中的结构中通过，好像上牙槽前神经、中神经、后神经和腭大神经是同一条神经似的（**图1-3b，c**）。看**图1-3**就能明白，这是明显的错误。本来在说明上牙槽神经走行的时候，就没有必要使用矢状断层的示意图。上牙槽神经由于是在上颌窦壁上走行的，如果不把骨结构放到图解中就会令人产生误解了。

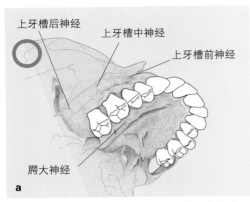
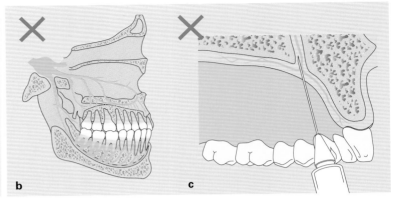

图1-3　由错误的解剖理解所产生的阻滞麻醉

a：正确的解剖图。显示了上牙槽后神经、中神经、前神经和腭大神经（Iwanaga等，2018）

b：错误的解剖图。将上牙槽后神经、中神经、前神经和腭大神经混同（Friedman等，1997，1998，2001）

c：错误的解剖图。将上牙槽前神经和鼻腭神经混同（Friedman等，1997，1998，2001）

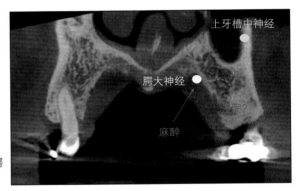

图1-4　CT冠状断层所见上牙槽中神经和腭大神经的位置关系

认为麻醉上腭就能对上牙槽前神经、中神经做阻滞麻醉是非常不恰当的（**图1-4**）。上述论文的作者没有正确理解解剖而做了错误的阻滞麻醉。如第5章所述，根据Nusstein等的研究表明，在腭侧接受了上牙槽前神经阻滞麻醉的患者有30%～43%，接受了上牙槽前神经、中神经阻滞麻醉的患者有约30%会感觉到某种程度的疼痛（这包括针刺入的疼痛）。

这是因为实际上被麻醉的是腭大神经，对上牙槽前神经、中神经根本没有麻醉效果，所以其对牙齿的麻醉效果最多也只是浸润麻醉的效果。今后，希望大家能认识到这两种阻滞麻醉是错误的，不过由于这也是历史上（20年以上）很多论文和书籍都记载过的麻醉方法，在第5章也会对其做以综述。

2. 对颊神经阻滞麻醉和颊神经走行的误解

对颊神经的阻滞麻醉多数是和下颌神经阻滞麻醉同时使用的。下颌磨牙区的颊侧牙龈、牙槽黏膜都是由颊神经支配的，仅仅靠下颌神经阻滞麻醉，对颊侧这些区域的麻醉是不充分的。

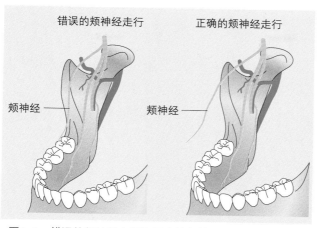

图1-5 错误的颊神经走行和正确的颊神经走行示意图

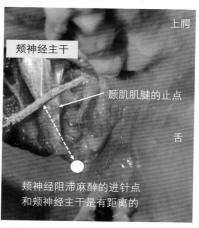

图1-6 口内观察颊神经
颊神经阻滞麻醉的进针点和颊神经主干是有距离的

在国外的口腔解剖书籍中，很多会将颊神经主干的走行描述为在下颌磨牙区颊侧的颊棚区上通过。而在其他的解剖书籍上，颊神经是给颊肌前方的皮肤或颊黏膜传导感觉的，其分支负责传导磨牙区颊侧牙龈的感觉。也就是说，颊神经主要分布在颊黏膜和颊部的皮肤里，而不是下颌颊侧的牙龈（**图1-5**）。颊神经阻滞麻醉本身可以说就是这种对解剖的误解而创造出的术语。

阻滞麻醉的一般定义是对神经的主干注射麻药，而不是对其分支注射麻药。根据笔者最近的研究，一般来说，颊神经阻滞麻醉的进针点距离颊神经主干平均有10mm以上的距离（**图1-6**）。Takezawa等对颊神经的细小分支的解剖研究中也指出，想麻醉颊神经主干，应该朝向颊肌肌腱的止点（下颌支前缘）进行麻醉。在实际临床中，多数情况只需要在颊侧进行浸润麻醉就可以获得足够的麻醉效果。

也就是说，至今为止大家所认为的所谓对颊神经的阻滞麻醉，最多也就是对颊神经的分支进行了麻醉，或者浸润麻醉对颊侧的牙龈起到了麻醉的效果。幸运的是，不同于前面说的两种在腭侧的错误传导阻滞麻醉，大家本来就对这种所谓颊神经阻滞麻醉的效果没有抱有很大的期待。

局麻所需的临床解剖知识

本书中的局麻主要指的是神经阻滞麻醉。下颌部分包括下颌神经阻滞麻醉、颊神经阻滞麻醉，上颌部分包括上牙槽后神经阻滞麻醉（PSAN）、腭大神经阻滞麻醉、鼻腭神经阻滞麻醉等手法。必要时会进行辅助麻醉。

与浸润麻醉不同，阻滞麻醉多数是瞄准"进入孔的神经"或"从孔里出来的神经"来麻醉的，因此，理论上麻醉点远端的该神经末梢的支配区域都会被麻醉。而神经多数和动静脉相伴走行，了解周围骨和肌肉的位置关系等，不仅可以提高麻醉技术水平，也对预防并发症有着极为重要的意义。

接下来将介绍对于理解和掌握传导阻滞麻醉最为重要也最为基本的解剖概要。

神经在人体中纵横交错，广泛分布。12对脑神经中，对于口腔医生在进行局麻时最重要的一对就是三叉神经（第Ⅴ对脑神经），其感觉支和运动支都从脑干（脑桥）发出（**图1-7~图1-9**）。经过三叉神经节后分为眼神经（感觉支）、上颌神经（感觉支）、下颌神经（感觉支和运动支），再分别从眶上裂、圆孔、卵圆孔出颅，末梢分支支配面部皮肤的感觉（**图1-10**）。

Ⅰ	嗅神经	Ⅶ	面神经
Ⅱ	视神经	Ⅷ	听神经
Ⅲ	动眼神经	Ⅸ	舌咽神经
Ⅳ	滑车神经	Ⅹ	迷走神经
Ⅴ	三叉神经	Ⅺ	副神经
Ⅵ	展神经	Ⅻ	舌下神经

图1-7 脑神经
与口腔局麻最为相关的三叉神经是第Ⅴ对脑神经

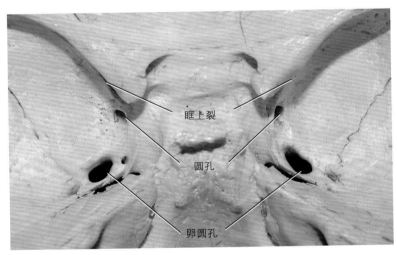

图1-8 三叉神经
三叉神经的3个分支各自出颅的通道

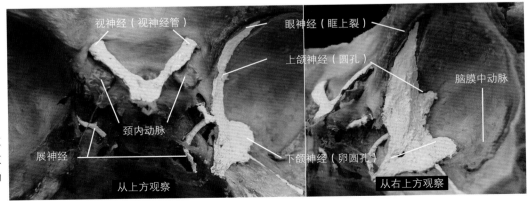

图1-9 三叉神经
三叉神经的3个分支和各自出颅的通道（神经：黄色；动脉：红色）

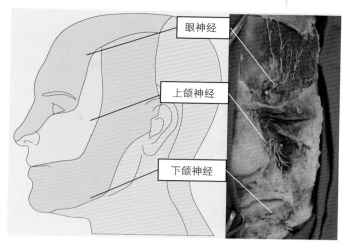

图1–10　三叉神经
三叉神经的末梢各自支配面部感觉
的区域

1. 理解口腔局麻必须知道的骨孔

本书涉及的骨主要是蝶骨、上颌骨、腭骨、下颌骨，以及犁骨的一部分。考虑局麻解剖时，必须先要对这些结构的位置有所了解。

（1）圆孔

蝶骨大翼上的开孔，上颌神经出颅时经过的类圆形孔隙（**图1–8～图1–11**）。

（2）卵圆孔

蝶骨大翼上的开孔，下颌神经出颅时经过的椭圆形孔隙。比圆孔的位置靠后并稍偏外侧。这里除了下颌神经，还有岩小神经、脑膜中静脉、脑膜副动脉等通过（**图1–8～图1–11**）。

（3）眶下孔

眶下管在上颌骨表层的开口。眶下神经、动静脉从这里通过（**图1–12**）。

（4）牙槽孔、牙槽管

牙槽孔是牙槽管的入口。牙槽管内有上牙槽后动脉、中动脉、前动脉和神经通过。各自在牙槽管内围绕着上颌窦走行（**图1–13**）。

（5）腭大孔

在上腭后方位于上颌骨和腭骨之间的孔。内有腭大神经和动静脉通过，分布于上腭后方的黏膜、牙龈（前磨牙和磨牙区）处（**图1–14**）。

（6）切牙孔

腭中缝前部的开孔。与鼻中隔相通，有鼻腭神经和蝶腭动脉通过，分布于上腭前部的黏膜、牙龈（前牙区）处（**图1–15**）。

（7）下颌孔

下颌支内侧接近中央的开孔。内有下牙槽神经和动静脉通过（**图1–16**）。

（8）颏孔

下颌体部外侧在前磨牙根尖附近的开孔。有下牙槽神经和动静脉中的终支颏神经与动静脉从此处穿出（**图1-17**）。

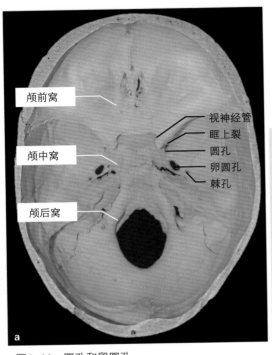

图1-11　圆孔和卵圆孔
a：颅底内面；b：蝶骨

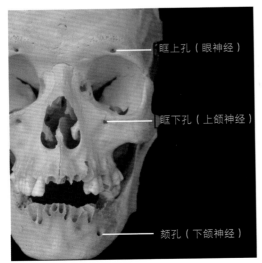

图1-12　眶下孔
眶上孔、眶下孔、颏孔分别开孔于额骨、上颌骨和下颌骨

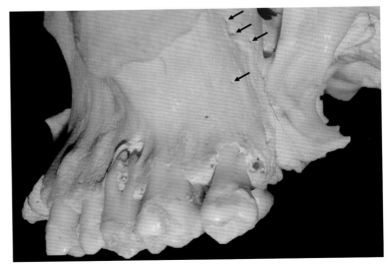

图1-13　牙槽孔
上颌窦后壁上的开孔，有上牙槽后动脉和神经通过（→）

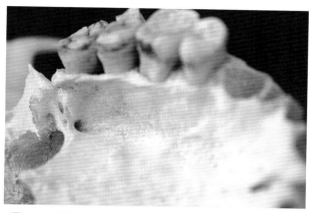

图1-14　腭大孔
上颌骨与腭骨交界处的开孔

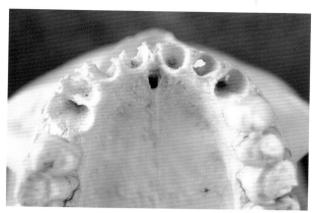

图1-15　切牙孔
上腭正中前方的开孔

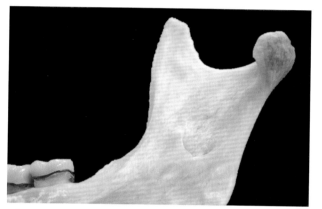

图1-16　下颌孔
下颌支内侧接近中央的开孔

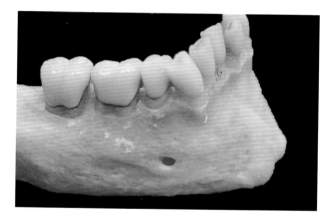

图1-17　颏孔
下颌体部外侧在前磨牙根尖附近的开孔

2. 上颌神经

　　上颌神经整体的解剖包括很多细小分支，整体记起来非常困难，但如果只聚焦在与口腔局麻相关的神经，其实并没有大家认为的那么困难。而且了解上颌神经整体的结构，也能加深对预期之外的并发症以及麻醉在意外部位起效等的原因的理解。本小节在介绍上颌神经整体走行的同时，也会展示在上颌局麻中必须掌握的解剖结构。

　　上颌神经是三叉神经的第二支，从蝶骨大翼上的圆孔穿出。直接分支有脑膜中神经、颧神经（又分为颧面支和颧颞支）、翼腭神经、上牙槽后神经、眶下神经等。主要支配下列结构：上颌及上颌牙齿、牙龈、牙槽黏膜、上颌窦、上腭、鼻中隔、外鼻及鼻腔黏膜的一部分，面部中段的皮肤。上颌神经主干的终支被称为眶下神经，通过眶下管经由眶下孔穿出到面部表层，与颧面支和颧颞支共同支配面部中段的皮肤感觉。对于口腔领域的局麻来说，必须要知道翼腭神经、上牙槽后神经和眶下神经（**图1-18**）。

（1）翼腭神经

在口腔治疗中并不对翼腭神经节做直接麻醉，但掌握在此神经节出入的神经和位置，对于更加安全的操作和正确的诊断都有帮助。

翼腭神经节从后方接受翼管神经（包含岩大神经和岩深神经，岩大神经在节内换元）汇入。岩大神经是副交感神经，而岩深神经含交感神经，在接受神经汇入的同时，从翼腭神经节又分支出腭大神经、腭小神经、鼻腭神经以及后鼻支。其中腭大神经从腭大孔、腭小神经从腭小孔穿出上腭，分别支配硬腭（到前磨牙附近的腭侧黏膜和腭侧牙龈）和软腭。另外，这些神经从翼腭神经节发出后包含了自主神经，可以支配鼻腺和腭腺，经由颧颞神经还可以支配泪腺（**图1-19**）。

（2）上牙槽后神经

上牙槽后神经是从上颌窦后壁的牙槽孔进入上颌后牙骨壁，支配上颌磨牙（第一磨牙颊侧近中根由上牙槽中神经支配※）、上颌磨牙颊侧牙龈和牙槽黏膜以及上颌窦膜的感觉。此神经是上牙槽后神经阻滞麻醉的目标神经。

※多数教科书中说上颌第一磨牙颊侧近中根是由上牙槽中神经支配的，但在文献报告中表示上牙槽中神经30%～50%是缺如的。这种情况下，可以认为是上牙槽后神经，或是其与上牙槽前神经一起组成的神经丛分出的一些分支，代偿支配了原本应由上牙槽中神经负责支配的区域。

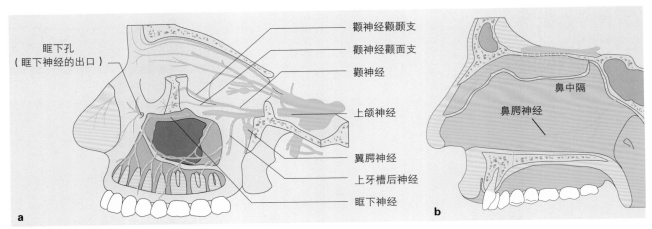

图1-18　上颌神经的分支
a：左外侧观；b：通过鼻中隔的鼻腭神经

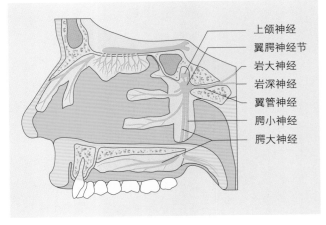

图1-19　翼腭窝的神经
上颌神经的分支

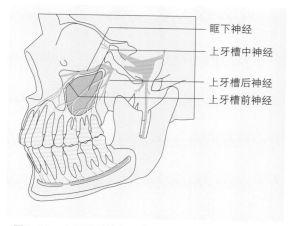

图1-20 上牙槽前神经、中神经、后神经和眶下神经

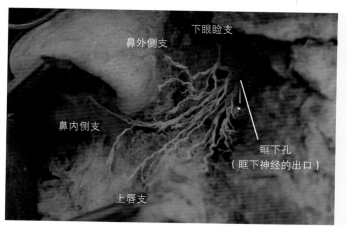

图1-21 眶下神经
眶下孔、眶下神经及其分支

（3）眶下神经

眶下神经在进入眶下管后发出上牙槽中神经，在即将从眶下孔穿出到面部表层时发出上牙槽前神经。上牙槽中神经支配上颌前磨牙及其颊侧牙龈和牙槽黏膜，而上牙槽前神经支配上颌前牙及其唇侧牙龈和牙槽黏膜（**图1-20**）。从眶下孔穿出到面部表层后，又分出下眼睑支、鼻内侧支、鼻外侧支、上唇支（**图1-21**）。

上牙槽前神经、中神经、后神经形成上牙槽神经丛，负责传递上颌牙齿的感觉。

3. 下颌神经

下颌神经是三叉神经的第三支，从蝶骨大翼上的卵圆孔出颅。主要分为前支和后支，其他分支有脑膜支、耳神经节支、翼内肌神经、腭帆张肌神经、鼓膜张肌神经等。前支分出咬肌神经、颞深神经、翼外肌神经、颊神经，后支分出舌神经、下牙槽神经、下颌舌骨肌神经、耳颞神经（**图1-22**）。

在口腔领域的局麻中需要特别掌握的是颊神经、下牙槽神经、舌神经、下颌舌骨肌神经、耳颞神经。

（1）颊神经

颊神经是下颌神经前支唯一的感觉神经。通常在翼外肌上头和下头之间通过，向前外侧走行，经过颞肌肌腱的前方，最终支配颊部，途中也会向磨牙区的牙龈与牙槽黏膜发出感觉支。有时也可能有一部分的神经束通过被称为磨牙后孔解剖部位的变异，分布于下颌磨牙颊侧（**图1-23**）。

（2）下牙槽神经

下牙槽神经可能是口腔医生最熟悉的神经了，它负责传递同侧所有下颌牙齿的

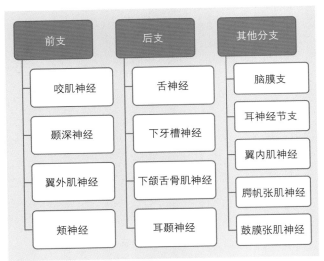

图1-22 下颌神经的分支

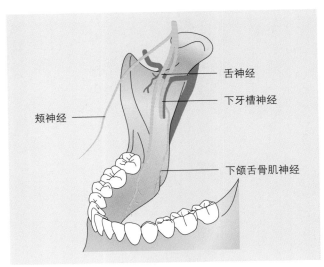

图1-23 颊神经的走行

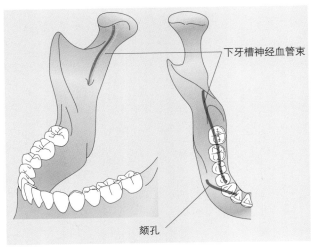

图1-24 下牙槽神经的走行

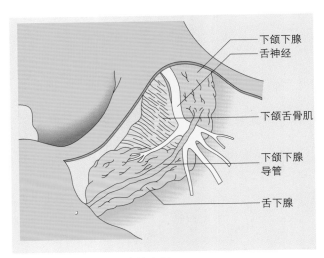

图1-25 舌神经在口底的走行

感觉。从下颌孔进入到下颌骨内，在下颌管中先向前下走行，朝向舌侧，但在第一磨牙附近大幅改变角度朝向颊侧，在前磨牙区穿过颏孔成为颏神经传入下颌骨之外（**图1-24**）。

（3）舌神经

舌神经在下牙槽神经的前内侧走行，于磨牙后区或最远中的磨牙区的下颌舌侧皮质骨的旁边通过，进入口底，向舌体发出多条分支，负责传递舌体前2/3的感觉。另外，在略高于下颌孔的位置与后方来的鼓索神经（面神经的分支）汇合，其中一部分朝向下颌下神经节走行，参与支配下颌下腺的分泌。鼓索神经在此之外还和舌神经汇合进入舌体，负责传递舌体前2/3的味觉。在下颌孔位置做阻滞麻醉时，几乎100%都会麻醉到舌神经（**图1-25**）。

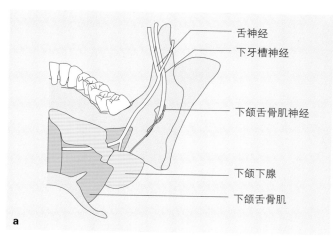

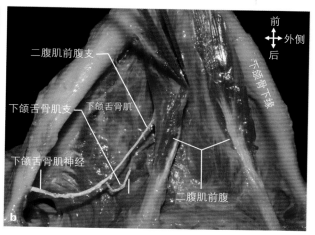

图1-26 下颌舌骨肌神经

a：通常在下颌孔正上方从下牙槽神经后方分出；b：从下颌舌骨肌的下方进入，支配下颌舌骨肌和二腹肌前腹

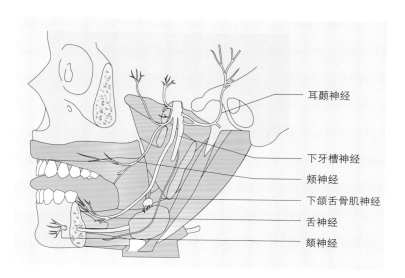

图1-27 耳颞神经

在外耳道前方向上走行，支配颞部皮肤

（4）下颌舌骨肌神经

通常，此神经在下颌孔正上方从下牙槽神经后方分出，经过下颌舌骨肌神经沟进入下颌舌骨肌，是支配下颌舌骨肌和二腹肌前腹的运动神经。也有报告提示此神经还可能从舌侧参与传递下颌牙齿的感觉（**图1-26**）。

（5）耳颞神经

耳颞神经虽然不是在下颌孔位置传导阻滞麻醉时直接起作用的神经，但了解它也会有用。通常从下颌神经发出两支朝向后方，两支合并成一支被称为耳颞神经。在这个神经环中有脑膜中动脉（上颌动脉的分支）通过，它是分布于颅内颞叶区域的重要血管。耳颞神经进一步在颞下颌关节的内侧通过，向颞下颌关节、腮腺、耳屏前部、外耳道等分出细支，最终负责传递颞部的皮肤感觉（**图1-27**）。后文会详述，耳颞神经在下颌孔位置传导阻滞麻醉或其改良方法中，也可能被麻醉。

参考文献

[1]　Friedman MJ, Hochman MN. A 21st century computerized injection system for local pain control. Compend Contin Educ Dent. 1997; 18(10): 995-1000, 1002-1003; quiz 1004.

[2]　Friedman MJ, Hochman MN. The AMSA injection: a new concept for local anesthesia of maxillary teeth using a computer-controlled injection system. Quintessence Int. 1998; 29(5): 297-303.

[3]　Friedman MJ, Hochman MN. Using AMSA and P-ASA nerve blocks for esthetic restorative dentistry. Gen Dent. 2001; 49(5): 506-511.

[4]　Iwanaga J, Tubbs RS. Palatal injection does not block the superior alveolar nerve trunks: correcting an error regarding the innervation of the maxillary teeth. Cureus. 2018; 10(1): e2120.

[5]　Nusstein J, et al. Injection pain and postinjection pain of the palatal-anterior superior alveolar injection, administered with the Wand Plus system, comparing 2% lidocaine with 1:100,000 epinephrine to 3% mepivacaine. Oral Surg Oral Med Oral Pathol Oral Radiol Endod. 2004; 97(2): 164-172.

[6]　Nusstein J, et al. Injection pain and postinjection pain of the anterior middle superior alveolar injection administered with the Wand or conventional syringe. Oral Surg Oral Med Oral Pathol Oral Radiol Endod. 2004; 98(1): 124-131.

[7]　Standring S. Gray's anatomy: The anatomical basis of clinical practice. 41st ed. Elsevier Health Sciences, 2015.

[8]　Iwanaga J, Tubbs RS. Buccal nerve dissection via an intraoral approach: Correcting an error regarding buccal nerve blockade. J Oral Maxillofac Surg. 2019; ahead of print.

[9]　Takezawa K, et al. The course and distribution of the buccal nerve: clinical relevance in dentistry. Aust Dent J. 2018; 63(1): 66-71.

[10]　Murakami G, et al. The superior alveolar nerves: their topographical relationship and distribution to the maxillary sinus in human adults. Okajimas Folia Anat Jpn. 1994; 70(6): 319-328.

[11]　Olsen NH, et al. A study of the nerve supply to the upper anterior teeth. J Dent Res. 1955; 34(3): 413-420.

[12]　Kikuta S, et al. The retromolar canals and foramina: radiographic observation and application to oral surgery. Surg Radiol Anat. 2018; 40(6): 647-652.

[13]　Stein P, et al. Sensory innervation of mandibular teeth by the nerve to the mylohyoid: implications in local anesthesia. Clin Anat. 2007; 20(6): 591-595.

[14]　Frommer J, et al. The possible role of the mylohyoid nerve in mandibular posterior tooth sensation. J Am Dent Assoc. 1972; 85(1): 113-117.

Chapter 2

第2章
理解阻滞麻醉所必要的循证

牙髓麻醉起效的确认

 要点

☑ 了解牙髓的支配神经以及牙髓麻醉起效的确认方法
☑ 治疗前确认麻醉起效，不仅可以使操作顺利进行，对构筑和患者之间的信赖关系也十分重要
☑ 本章将综述麻醉起效的相关循证，介绍进行治疗前应该知道的项目

　　如果没有确认牙髓麻醉起效就开始治疗，可能会在备牙开始后引发疼痛，这不仅会使患者感到不安，也会加剧口腔医生的不安情绪。牙髓如果处于炎症状态，将很难通过抑制局部感受器而使麻醉起效。因此，特别是患有牙髓炎的下颌磨牙，一定要采用合适的麻醉方法并确认麻醉起效。术前确认牙髓麻醉起效是构筑和患者之间信赖关系中的重要步骤，以下将阐述其循证和临床注意点。

1. 下唇的麻木

　　下唇的麻木是最典型的也是现在仍在使用的下颌神经阻滞麻醉起效的确认方法。但即使下唇有麻木感也不等于100%获得了牙髓麻醉。有报告称有约23%的病例在下唇麻木时仍然未获得牙髓麻醉，因此下唇麻木只能作为一个参考指标。但如果没有下唇麻木，则可以认定在下颌孔处的阻滞麻醉是失败的（**图2-1**）。

2. 在软组织上确认麻醉起效

　　用探针等器械刺探被麻醉的神经所支配的软组织（牙龈、牙槽黏膜、舌、口唇），可以判断麻醉是否正常起效。比如，在下颌孔处做阻滞麻醉时，下牙槽神经和舌神经都会被麻醉，因此由这两条神经支配的区域如果在被刺探时还有痛感，就不能认为下颌神经阻滞麻醉起效了。笔者一般用探针等轻轻刺激软组织来进行确认（**图2-2**）。

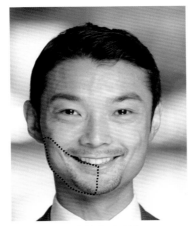
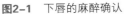

图2-1 下唇的麻醉确认

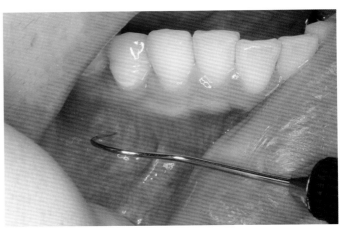

图2-2 用探针确认软组织获得麻醉

在下颌神经阻滞麻醉中，有90%~100%的概率会发生软组织麻醉。和下唇的麻木一样，软组织麻木并不确保牙髓麻醉成功，但如果没有发生软组织的麻醉则更不会发生牙髓麻醉，因此要再次进行下颌神经阻滞麻醉（参考第7章）。

3. 冷测法（Ice Test）和牙髓电活力测试（EPT）

冷测法和EPT可以作为更加客观评估麻醉起效的指标。可以在开始临床处置前进行这些测试。如果没有反应，牙髓麻醉起效的可能性就高；相反，如果还有反应，则需要追加辅助麻醉。

冷测法比EPT的可信度更高，"对于冷测法没有反应"可以作为牙髓麻醉起效的"更优指标"。

冷测法非常简便、不费时间，因此对于确认麻醉起效十分有用（**图2-3**）。确认下唇麻木后，对目标牙进行冷测法。取足够大的棉球用冷却喷雾（Pulper）喷射。如果牙髓麻醉充分奏效则没有反应。冷测法测试的牙髓诊断对黄金冠或金属烤瓷冠等金属类修复后的活髓牙也有效果。另外，Miller等对全瓷冠修复的活髓牙的研究显示，冷测法仍然十分有效。

为了有效进行EPT，目标牙齿应保持干燥状态。在目标牙齿表面涂布一层牙膏，将前牙的唇侧中央部或磨牙的颊侧面与探头接触（**图2-4**）。如果使用Kerr的EPT，在接触牙齿的瞬间即自动加载电信号，可以将数值上升到80。一旦探头离开牙齿，数值则变为0。

Kitamura等认为这种方法在判定牙髓活力时可以达到99%的准确率。Dreven等认为如果在数值升到80，牙髓仍无反应，就可以保证无炎性症状的活髓牙的麻醉已经

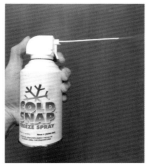 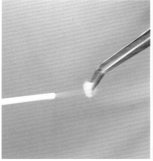 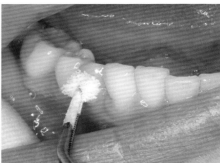

图2-3　冷测法

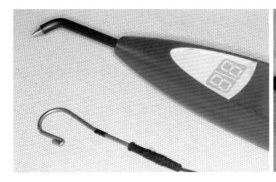 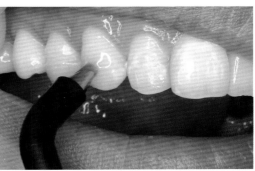

图2-4　牙髓
电活力测试

起效。Certosimo等认为对80以下数值的电活力测试仍有反应的牙齿，在进行处置时会有疼痛反应。根据这些报告，可以认为用EPT能有效确认不伴有疼痛的活髓牙的麻醉起效情况。

患者不安与疼痛的相关性

☑ "不安"和"疼痛/麻醉起效"的关系密切，在临床中缓解患者不安的技巧非常重要
☑ 镇静剂和笑气的使用可以减轻患者不安
☑ 口腔医生与助手的良好态度和细心关怀可以大幅度减轻患者的不安

麻醉是口腔治疗中非常重要的技术，但也会给患者带来很大的精神压力。精神上的不安和疼痛的关联很深。强烈不安的患者麻醉更不易起效。麻醉注射所带来的不安往往是患者讨厌口腔治疗的理由之一。

van Wjik等指出强烈不安的患者更容易感到疼痛，而且他们往往对预期的疼痛会做更夸大的评估。50岁以上的患者被认为疼痛阈值更高，相较年轻患者的不安倾向更低。

使用镇静剂或笑气是减轻不安的代表性方法。另外口腔医生及其医护团队的其他成员全心全意的服务，也可以减轻患者的不安与疼痛。富有亲和力的言语以及沉着干练的动作都会起到安抚患者的作用。

1. 口服镇静剂

抱怨疼痛的患者多数都对口腔治疗怀有不安和恐惧的心理。这种心理在针对急性症状的处置中会变得更加明显。

那么，对于强烈不安的患者，服用镇静剂是否会使麻醉起效率上升呢？Lindemann等对两组下颌有不可逆性牙髓炎牙齿的患者，进行了下颌神经阻滞麻醉，同时让一组患者舌下含服0.25mg三唑仑（Halcion，辉瑞），另一组不含服，结果证明两组的麻醉起效率没有显著差异。同样的，Khademi等在对是否在手术前服用过0.5mg阿普唑仑的两组患者的对比中发现，麻醉起效率没有显著差异。

因此，对于预期治疗会产生疼痛的患者，三唑仑或阿普唑仑等镇静剂对减轻术中疼痛是无效的。所以，口服镇静剂不应该以减轻疼痛为目的来使用，它们最多也只能用来缓解患者的不安。

2. 笑气

使用笑气是一种安全且微创的清醒镇静方法。由于笑气有镇痛作用，在儿童的治疗中或配合下颌神经阻滞麻醉等局麻操作时经常被使用。Stanley等对在急性不可逆性牙髓炎治疗中使用笑气的效果进行调查发现，下颌神经阻滞麻醉和笑气并用时有50%的患者确认到牙髓麻醉，而没有用笑气的患者牙髓麻醉率仅为28%，证明使用笑气会显著提高麻醉的起效率。

笑气不仅有镇痛的作用，也有减轻不安的作用，在有急性症状的患者有不安和恐惧心理时，使用笑气比口服镇静剂要更为有效。另外，与口服或静脉注射镇静剂的方法不同，使用笑气后的患者不需要他人陪护。

3. 患者对伴有疼痛治疗的满意度

在伴有疼痛的治疗中，口腔医生的态度对患者的满意度有很大的影响。口腔内科的治疗方法中的确是有很多会伴有疼痛，但尽管如此，在文献中对这些治疗的满意度仍然高达96%～100%。患者的满意度不仅与治疗相关，也与口腔医生或其他工作人员的关心照顾和专业姿态及详细说明有关。构建和谐医患关系的重要性自不必说。在口腔内科疗法中患者对疼痛有所预期，因此即使出现了疼痛，只要进行合适的应对，患者的满意度仍然会很高。

笔者在进行预计有疼痛的操作前，一定会先停下来先告知患者再开始治疗。即使患者有一点点疼痛，也会敏锐地应对，把自己致力于进行无痛治疗的姿态毫无保留地展示给患者。

血管收缩剂

☑ 加入肾上腺素会使麻醉持续时间延长，并降低麻药的使用量

☑ 即使含高浓度的肾上腺素，麻醉时间也不一定就会持续更长

☑ 含0.01mg/mL肾上腺素的2%利多卡因，使用2支以内时，对无系统性疾病患者的心血管系统的影响微乎其微

现在，在美国使用的所有口腔用局麻药物都有血管舒张作用。由于血管舒张，局部流入的血量增加，药物在局部血管内的浓度就会增加，也会造成药物的过分吸收。另外，由于血管舒张、术中出血量增加，术野很难保证清晰。所以很多局麻药物里会加入血管收缩剂（肾上腺素、左旋异肾上腺素）。

含血管收缩剂可以使麻醉效果延长，术区出血减少；另外由于其延迟了全身循环系统的吸收，也增加了麻药的安全性。但是，在口腔领域中血管收缩剂最容易和其他药物发生相互作用，有报告称其中的2.5%～11%会发生副作用。因此，口腔医生必须要在充分理解血管收缩剂的生理学和药理学特性的基础之上，使用麻药。

肾上腺素是肾上腺自然生成的一种激素，与去甲肾上腺素和多巴胺同属儿茶酚胺类物质。而左旋异肾上腺素是人工合成的物质。肾上腺素作用于血管壁上的α受体，发挥血管收缩的作用；作用于β1受体，使心肌收缩力增强、心率加快。另外，

译者注：本书中的"万倍"是指稀释倍数，数值越大，肾上腺素含量越低。

它同时还作用于骨骼肌等组织中的β2受体，也有血管舒张作用。使用含肾上腺素的局麻药物，可以促使心跳加快（β1受体作用），心搏出量增加，末梢血管扩张。

目前，在美国可以买到的口腔用局麻药物中含的肾上腺素有5万倍（0.02mg/mL）、10万倍（0.01mg/mL）、20万倍（0.005mg/mL）3种浓度，可以根据处置项目区别使用。

1. 是否应该使用血管收缩剂

含肾上腺素的局麻药物，并不是因为患者血压高就简单地不去使用，要充分理解禁忌原则（参考126页）后，在必要的情况下慎重使用。

比如，用3%不含肾上腺素的甲哌卡因无法在口腔处置中获得充分的麻醉效果，患者有时会感到疼痛。原本口腔治疗对于很多患者就已经很有压力了，如果再不进行充分的疼痛管理，这种应激刺激会激活内源性儿茶酚胺，结果导致血压急速上升。

口腔使用的血管收缩剂也有可能引起局限性或系统性的严重副作用。局限性副作用包括缺血、组织坏死，系统性副作用包括血压变化、心悸、心律不齐，最严重的情况会导致室颤、心肌梗死或者脑梗死，从而导致死亡。血管收缩剂的过量给药和血管内直接注射等，出现上述严重副作用的可能性很高。

2. 加入肾上腺素的优点

加入肾上腺素可以获得麻醉持续时间延长、麻药使用量减低等多种效果（**图2-5**）。但是，高浓度的肾上腺素未必一定会使麻醉持续更长时间。Kennedy等的研究表明，随着肾上腺素的含量增加，心血管系统的负担也会增加，但在麻醉效果持续时间方面，10万倍（0.01mg/mL）和20万倍（0.005mg/mL）之间并未见明显差异。

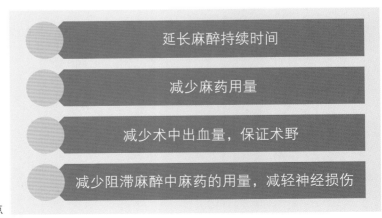

图2-5　加入肾上腺素的优点

3. 加入肾上腺素的缺点

肾上腺素的副作用包括：血压升高、头痛、心动过速、心悸、心律不齐、震颤等。对于健康人来说，肾上腺素对心血管系统的改变不大，但对于高血压病、心脏病及低钾血症的患者可能会对其心血管系统造成重大影响。另外，还必须注意患者平时服用的药物与肾上腺素之间的相互作用。

经常会听到有人说，不充分的麻醉或不安所引发的内源性肾上腺素的量，要比口腔用局麻药物中的肾上腺素更多，但这个说法已经被很多研究所否定。

注射时的疼痛和减轻这种疼痛的方法

☑注射时的疼痛是患者不想来口腔就诊的重要原因之一。减轻这种疼痛可以缓解患者的不安，帮助建立良好的信任关系

☑注射时的疼痛会发生在多个阶段，每个阶段都有减轻疼痛的方法

☑注射的部位和方法所造成的不适反应有强弱之分，术者要留意那些引起较强不适反应的部位和方法

口腔治疗中注射总会伴有疼痛，特别是在口腔这种患者自己无法直接看到的地方，更加容易引发恐惧心理。有位口内治疗的专家曾说"信赖关系形成的最简单也最有效的方法就是尽量减少麻醉时的疼痛"。口腔麻醉注射的疼痛根据部位、方法而各不相同，疼痛也发生在麻醉过程的不同阶段，而每个阶段都有相应减轻疼痛的方法。

1. 术者和患者的性别

女性相对男性来讲，对麻醉及其伴随的疼痛的恐惧更强，更容易感受到明显的疼痛。Perry等报告称男性医生在对女性患者实施麻醉注射时，发现女性患者会更容易感到疼痛，相对其他组别有显著差异。一般男性较少对外界刺激表现出疼痛，会强忍着，所以这种临床研究可能存在偏差性（**图2-6**）。

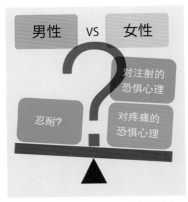

图2-6　男性和女性对疼痛的反应

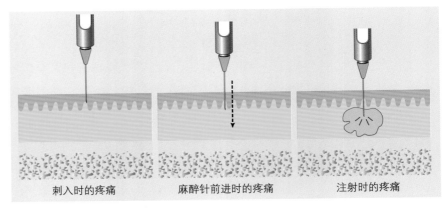

刺入时的疼痛　　　麻醉针前进时的疼痛　　　注射时的疼痛

图2-7　麻醉各阶段的疼痛

2. 口腔麻醉疼痛的发生阶段

口腔麻醉的疼痛发生在3个不同的阶段（**图2-7**）：

①麻醉针刺入黏膜的时候。

②麻醉针向目标部位前进的时候。

③注射麻药的时候。

每个阶段都有相应减轻疼痛的方法。

3. 下颌神经阻滞麻醉注射时的疼痛

Kaufman等报告称相对浸润麻醉、牙周膜麻醉、颏神经阻滞麻醉来说，下颌神经阻滞麻醉时的疼痛和不适反应更强，因此下颌神经阻滞麻醉是口腔麻醉中伴有疼痛可能性最高的麻醉方法。

Nusstein等的研究指出在上述3个阶段中，注射针向目标部位前进时最容易感到疼痛。所以应该探讨如何能最大限度地减轻在注射针前进时的疼痛。

4. 上下颌麻醉时的疼痛

虽然上文说过，下颌神经阻滞麻醉会有最强的不适反应，但上前牙的浸润麻醉却可能是个例外，有报告称这里的麻醉才是不适反应最强的。这对于儿童也是一样的。上前牙的麻醉，在刺入黏膜的时候疼痛感很强，应该用表面麻醉有意识地减少疼痛。不过，对麻醉疼痛感最强烈的位置还有其他不同观点，比如Wahl等报告称与上下颌前牙的浸润麻醉相比，腭侧麻醉时的疼痛明显更为强烈。

5. 注射针粗细与疼痛的关系

一般认为注射针越细疼痛越少，因此最好使用更细的注射针，但Fuller等报告称在磨牙后区刺入G25、G27、G30所造成疼痛和不适症状没有明显差异。Flanagan等也

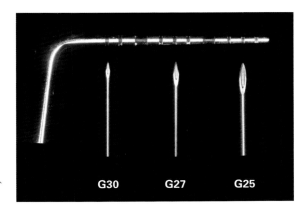

图2-8　麻醉注射针的粗细（G30、G27、G25）

同样表示在下颌神经阻滞麻醉、上颌颊侧浸润麻醉、腭侧麻醉中，G25、G27、G30注射针所造成的不适反应没有显著差异。因此，可以认为在口腔麻醉中，麻醉针的粗细（G25、G27、G30）与疼痛没有直接关系（**图2-8**）。

6. 用注射方法缓解注射时的疼痛

（1）减速注射法

Hochman等指出缓慢注射麻药所产生的压力小，患者所感到的疼痛和不安明显降低。Kanaa等也称在下颌神经阻滞麻醉中，注射时间为60秒的一组要比15秒的一组不适反应更少。使用无痛麻醉仪可以用计算机控制注射的压力和速度，能够有效减轻注射时的疼痛。

（2）两段注射法

两段注射法正如其名是分为两个阶段进行的注射方法。第一阶段将管内1/4左右的麻药低压力缓慢注射到黏膜表面下方，确认局部的软组织被麻醉后，再向目标部位进针注射麻药。使用这种方法可以减轻在进针过程中的疼痛，但有报告称这仅对女性有显著效果，也有报告称这种方法在对口腔治疗怀有强烈不安的患者、儿童患者及下颌神经阻滞麻醉中有效。虽说有这样的报告，但这种方法对哪种患者都适用，能帮助在麻醉时，特别是进针时缓解疼痛。

7. 将麻药加温

温度与体温相同的麻药和常温麻药在皮下麻醉时产生的疼痛未发现有显著差异。然而，却有报告称在浸润麻醉时，体温温度的麻药可以明显减轻疼痛。另外，也有人认为即使将麻药加温到体温温度，在注射时也会冷却到和室温相近的状态了，这个争议有待进一步的研究。

8. 腭侧麻醉时的黏膜冷却

有报告称在给儿童做腭侧麻醉注射前，如果对注射区黏膜进行冷却处理，可以减轻麻醉注射时的疼痛。据称对黏膜进行5秒冷却的效果比使用20%苯佐卡因进行2分钟表面麻醉的效果还要好，然而报告指出80%的患者在术后2～48小时后会出现冷却部位的疼痛，持续1～10天。虽然可能会减轻麻醉注射时的疼痛，但多数会伴有术后的不适反应，因此应该慎重采用这种冷却方法。

9. 缓冲麻药以减轻疼痛

含血管收缩剂的麻药是酸性的。缓冲麻药可以使其与生理pH接近，从而减轻麻醉带来的疼痛。在临床医学的系统性综述中，有阐述过缓冲麻药可以减轻疼痛，但对于使用利多卡因的麻醉，很多研究表示缓冲麻药并不会明显缓解疼痛和不适反应。理论上麻药的pH与生理pH接近，麻醉疼痛会少，但由于人体有保证pH稳定的功能，有研究表明含肾上腺素的利多卡因（pH5.25）在皮下注射后的3分钟内，pH就会变为7.17。

由于人体的内稳定功能，可以认为缓冲麻药并不会减轻疼痛。而且即使缓冲可能减少疼痛，也只是减轻在麻药注射时的疼痛，并不会减轻刺入时的疼痛。

10. 刺激造成的扰乱

有报告称在注射时用手指震动口腔黏膜或让患者抬高双腿，可以减轻儿童在注射时的疼痛。Nanitsos等同样指出，用手指震动口腔黏膜会显著降低注射时的疼痛。有降噪功能的耳机也可以使患者在术中安定。特别对于自闭症患者或敏感的儿童很有效果。

11. 表面麻醉剂

关于表面麻醉剂是否能减轻疼痛，各种论文意见尚不统一，但针对上颌前牙区的效果可以说是公认的。Nusstein等的研究表明，涂布表面麻醉剂的患者在上颌前牙区进针时感觉不到疼痛。20%苯佐卡因最少要放置1分钟以上。有研究称利多卡因的表面麻醉剂5%、10%、20%浓度有效。Martin等的研究显示，无论是否真的涂布了表面麻醉剂，只要患者认为口腔医生涂布了表面麻醉剂，疼痛就会减轻。从这个研究看来，表面麻醉剂当然有实际上的功效，但其本身对患者精神上的安抚效果也是值得期待的（参考第3章）。

麻药的种类

☑ 了解各种麻药的特性，根据患者或治疗内容区别使用

☑ 麻药的选择应考虑持续时间、术后的疼痛管理、自伤行为、止血、禁忌证等，但也不应忘记个体差异（体格、解剖、组织的炎症状态等）

☑ 阻滞麻醉相较浸润麻醉有更长的麻醉持续时间

1. 麻药的结构和分类

局麻药物的结构大致由3个部分（芳香族环、氨基团和链接两者的中间链）构成（**图2-9**）。芳香族环（脂溶性）与药剂通过细胞膜有关，氨基团（亲水性）使通过细胞膜的药剂和钠离子通道相结合发挥药效。中间链与酰胺或酯结合，与麻药的分解相关。局麻药物根据中间链的结合样式，分为酰胺类和酯类。酰胺类由肝脏（肝微粒体）分解，现在使用的局麻药物多数属于酰胺类。酯类则通过血浆中的胆碱酯酶分解。

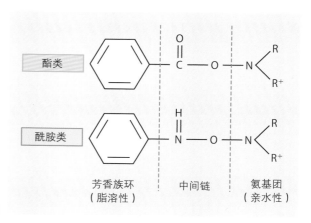

图2-9 局麻药物的分类和结构

2. 美国使用的麻药

1980年，美国市场上可以买到的口腔用麻药有5类：利多卡因、甲哌卡因、丙胺卡因、普鲁卡因、丙氧普鲁卡因。其后，由于口腔医生渴望持续时间更长的局麻药物，1983年布比卡因、1985年依替卡因相继面世。阿替卡因在欧洲流通较早，但在美国直到2000年才能买到。

1996年，普鲁卡因、丙氧普鲁卡因从市场上消失，因此，现在美国主要使用阿替卡因、布比卡因、利多卡因、甲哌卡因、丙胺卡因这5类麻药。我们口腔医生要从这5类当中考虑是否含血管收缩剂（肾上腺素），根据患者和治疗来选择最适合的麻药。

表2-1是近年北美主要使用的局麻药物清单。**表2-2**归纳整理了这些麻药的通用名和商品名。下面对每种麻药的特点做以详细介绍（为了比较，在**表2-3**中整理了日本使用的局麻药物）。

【酯类局麻药物】

（1）普鲁卡因

普鲁卡因是第一款可以注射的合成局麻药物，过去曾以奴佛卡因的商品名在世界广泛使用。自1904年普鲁卡因面世到利多卡因在20世纪40年代中期出现，普鲁卡因都以口腔界唯一的局麻药物而被使用着，但现在北美已经不再使用普鲁卡因了。

2%的普鲁卡因可以提供15~30分钟的软组织麻醉效果，但没有牙髓麻醉的效果。这是由于普鲁卡因有着所有局麻药物中最强的血管舒张作用。因此，它的缺点

表2-1　截止至2011年北美使用的口腔用局麻药物（Reader等，2011）

局麻药物 颜色代码	最大建议 给药量 （mg/ kg）	最大可能 使用量 （mg）	pH	半衰期 （分钟）	牙髓麻醉 （分钟）	软组织麻醉 （分钟）	血管收缩剂	相对效力	相对毒性	持续时间
								以利多卡因 为100%时		
4%阿替卡因 （无血管收缩剂）	7.0	＊＊	4.4~5.2	30	75	180~300	10万倍 肾上腺素	150%	100%	中等
4%阿替卡因 （有血管收缩剂）	7.0	＊＊	4.4~5.2	30	45	120~300	20万倍 肾上腺素	150%	100%	中等
0.5%布比卡因 （有血管收缩剂）	＊＊＊	90	3.0~4.5	270	90~180	240~540	20万倍 肾上腺素	400%	少于 400%	长
2%利多卡因 （无血管收缩剂）	7.0	500	6.5	96	5~10	60~120	无	100%	100%	超长
2%利多卡因 （有血管收缩剂）	7.0	500	3.3~5.5	96	60	180~300	5万倍 肾上腺素	100%	100%	中等
2%利多卡因 （有血管收缩剂）	7.0	500	3.3~5.5	96	60	180~300	10万倍 肾上腺素	100%	100%	中等
3%甲哌卡因 （无血管收缩剂）	6.6	400	4.5~6.8	114	20~40	120~180	无	100%	125%	短
2%甲哌卡因 （有血管收缩剂）	6.6	400	3.0~3.5	114	60	180~300	2万倍 肾上腺素	100%	125%	中等
4%丙胺卡因 （无血管收缩剂）	8.8	600	4.5~6.8	96	10~15（浸润） 40~60（阻滞）	90~120（浸润） 120~240（阻滞）	无	100%	85%	短（浸润） 中等（阻滞）
4%丙胺卡因 （有血管收缩剂）	8.8	600	3.0~4.0	96	60~90	180~480	20万倍 肾上腺素	100%	85%	中等

＊＊＊和＊＊表示FDA没有相关数据

表2-2　麻药的通用名和美国的商品名

阿替卡因	Articadent, Orabloc, Septocaine, Zorcaine
布比卡因	Marcaine, Vivacaine
利多卡因	Lignospan, Octocaine, Xylocaine
甲哌卡因	Carbocaine, Isocaine, Polocaine, Scandanest
丙胺卡因	Citanest

表2-3　日本使用的主要口腔用管型局麻药物

通用名	商品名	浓度	血管收缩剂
利多卡因	Xylocaine Cartridge for Dental Use	2%	肾上腺素
	ORA Injection Dental Cartridge	2%	肾上腺素
	NJ.XYLESTESIN-A	2%	肾上腺素
	EPILIDO CARTRIDGE	2%	肾上腺素
甲哌卡因	Scandonest cartridge	3%	—
丙胺卡因	Citanest-Octapressin Cartridge for Dental Use	3%	苯赖加压素

就是出血多，难以保证术野的清晰。另外，虽然很罕见，但相对于酰胺类，酯类局麻药物诱发过敏反应的可能性要更高。但作为优点，它可以在血液中被血浆胆碱酯酶分解，因此对于肝脏功能有问题的患者造成的负担较少。

（2）丙氧普鲁卡因

丙氧普鲁卡因与普鲁卡因组合使用，比单独使用普鲁卡因有更快、更强的麻醉效果，持续时间也更长。但是丙氧普鲁卡因的毒性是普鲁卡因的7~8倍，因此限制了这种药物的使用。

1996年1月，丙氧普鲁卡因和普鲁卡因从美国市场消失，在那之前它们曾是仅有的酯类口腔用局麻药物。虽然丙氧普鲁卡因和普鲁卡因已经不再在美国使用，但对于罕见的酰胺类麻药过敏的患者或酰胺类麻药不起效的患者来说，仍然存在有效的可能性。

【酰胺类局麻药物】

（3）利多卡因

利多卡因在1943年被第一次合成出来，并于1948年进入市场。从那之后取代了普鲁卡因，作为口腔用局麻药物被广泛使用。利多卡因比普鲁卡因的麻醉起效更快（普鲁卡因需要6~10分钟，而利多卡因只需要3~5分钟），麻醉效果更强，持续时间也更长。酰胺类诱发过敏反应十分罕见，这也是酰胺类局麻药物的一大优点。

表2-4　利多卡因的麻醉持续时间和建议最大给药量（Reader等，2011）

%LA	血管收缩剂	持续时间（分钟）		建议最大给药量
		牙髓	软组织	
2	5万倍肾上腺素	60	180～300	7.0mg/kg，500mg（上限）
2	10万倍肾上腺素	60	180～300	7.0mg/kg，500mg（上限）

表2-5　甲哌卡因的麻醉持续时间和建议最大给药量（Reader等，2011）

%LA	血管收缩剂	持续时间（分钟）		建议最大给药量
		牙髓	软组织	
3	无	20（浸润麻醉）40（阻滞麻醉）	120～180	6.6mg/kg，400mg（上限）
2	左旋异肾上腺素	60	180～300	6.6mg/kg，400mg（上限）

　　1948年上市至今，利多卡因一直是世界上口腔局麻的首选药物。北美使用的是2%的利多卡因（分为含10万倍肾上腺素和含5万倍肾上腺素两种）（**表2-4**）。还有其他几个国家在使用含30万倍肾上腺素的利多卡因，而日本一般使用的是含8万倍肾上腺素的利多卡因。北美现在使用的利多卡因中，没有不含肾上腺素的。

　　由于肾上腺素对α受体的刺激作用，可以抑制术区的出血，也延迟了心血管系统的吸收，麻药可以在注射部位长时间停留，因而可以获得较强的麻醉效果和较长的麻醉时间。含5万倍肾上腺素的2%利多卡因，因其含较高浓度的肾上腺素，仅在需要控制术野出血时推荐使用。

（4）甲哌卡因

　　甲哌卡因仅有中度的血管舒张作用，因此其特点是相对其他麻药有较长的麻醉持续时间。不含肾上腺素的3%甲哌卡因可以维持20～40分钟的牙髓麻醉效果（浸润麻醉20分钟，阻滞麻醉40分钟），以及120～180分钟的软组织麻醉作用（**表2-5**）。不含肾上腺素的3%甲哌卡因（商品名：Carbocain/Procaine），可以有效应对无法使用肾上腺素的患者。另外，由于不含抗氧化剂，所以对皮质类固醇依赖性支气管哮喘的患者也可以安全使用。也可以使用含血管收缩剂（左旋异肾上腺素）的甲哌卡因。

　　含2万倍左旋异肾上腺素的2%甲哌卡因可以获得与含肾上腺素的利多卡因几乎

表2-6　丙胺卡因的麻醉持续时间和建议最大给药量（Reader等，2011）

%LA	血管收缩剂	持续时间（分钟）		建议最大给药量
		牙髓	软组织	
4	无	10~15（浸润麻醉） 40~60（阻滞麻醉）	90~120（浸润麻醉） 120~240（阻滞麻醉）	8.0mg/kg，600mg（上限）
4	20万倍肾上腺素	60~90	180~480	8.0mg/kg，600mg（上限）

相同的麻醉效果。牙髓麻醉效果可以维持60分钟，软组织麻醉效果可以持续3~5小时。尚未见有因使用2万倍左旋异肾上腺素的2%甲哌卡因而诱发过敏反应的报告。

（5）丙胺卡因

虽然其他局麻药物也有因麻醉方法不同，而出现不同麻醉效果的情况，但这一点在不含肾上腺素的丙胺卡因身上体现得尤为明显。浸润麻醉对牙髓的麻醉可以持续10~15分钟，对软组织的麻醉效果可以持续90~120分钟，但阻滞麻醉对牙髓的麻醉效果可以持续60分钟，对软组织也可以持续120~240分钟（**表2-6**）。

不含肾上腺素的丙胺卡因，可以达到与含肾上腺素的利多卡因和甲哌卡因大致相同的麻醉效果。含20万倍肾上腺素的丙胺卡因，因麻醉方法不同所造成的麻醉效果差异不大。丙胺卡因即使只含20万倍稀释的低浓度肾上腺素也能实现很长的麻醉效果。牙髓麻醉效果可以持续60~90分钟，软组织麻醉效果可以持续180~480分钟。对肾上腺素敏感的患者也可以使用。

丙胺卡因的相对禁忌证有：突发性或先天性高铁血红蛋白血症、镰刀型红细胞疾病、贫血，以及因高铁血红蛋白水平升高而引起的心力衰竭和呼吸衰竭。另外与其他局麻药物相比，4%丙胺卡因容易引起舌神经的功能障碍。关于这一点，虽然还缺乏证据，但由于丙胺卡因浓度高达4%，有人认为这可能意味着有更高的神经毒性。

（6）阿替卡因

原来的名字是Carticane，1984年改为现在的名字Articaine（阿替卡因）。检索1984年以前的论文时，需要用Carticane进行检索。

阿替卡因是酰胺类麻药中唯一一种具有疏水基团噻吩环结构的麻药，阿替卡因在欧洲从1976年开始使用，在加拿大从1984年开始使用，分为含10万倍肾上腺素的4%阿替卡因和含20万倍肾上腺素的4%阿替卡因两种。2000年美国食品药品监督管理局（United States Food and Drug Administration，FDA）认可了含10万倍肾上腺素的4%

表2-7　阿替卡因的麻醉持续时间和建议最大给药量（Reader等，2011）

%LA	血管收缩剂	持续时间（分钟）		建议最大给药量
		牙髓	软组织	
4	10万倍肾上腺素	60～75	180～360	7.0mg/kg，无上限
4	20万倍肾上腺素	45～60	120～300	7.0mg/kg，无上限

阿替卡因。含10万倍肾上腺素的牙髓麻醉时间可达60～75分钟，含20万倍肾上腺素的牙髓麻醉时间也有45～60分钟（**表2-7**）。

2000年阿替卡因在美国上市后立刻获得了很高的人气，2011年在美国的口腔麻醉市场销售份额中排名第二（40%的市场份额）。在最先开始使用阿替卡因的德国，其2010年的市场份额已经达到95%，在加拿大它也是最常使用的口腔局麻药物。能在临床医生之间获得如此高人气的理由是其相对于其他麻药更容易获得麻醉效果。这是因为阿替卡因更容易在软硬组织中扩散。在上颌进行颊侧浸润麻醉，有时麻醉效果会扩散到腭侧，这可以避免进行让很多患者感到疼痛的腭侧麻醉注射。

相反，阿替卡因最常被报告的缺点是在将其用于下颌神经阻滞麻醉时，有可能引起神经功能障碍。这与丙胺卡因相同，阿替卡因有4%的高浓度，因此神经毒性更高。而且阿替卡因属于酰胺型麻药，需要在肝脏中被分解，因此对肝功能低下的患者需要小心使用。另外，由于阿替卡因对4岁以下的儿童的临床数据很少，所以不推荐使用。阿替卡因还可能在母乳中被检测出来，所以对哺乳期的妇女也要注意。

（7）布比卡因

布比卡因的注射管型药剂在加拿大从1982年开始（美国1983年）被应用到临床。可以使用的剂型是含20万倍肾上腺素的0.5%布比卡因。主要用于以下两种口腔治疗中：

①需要90分钟以上牙髓麻醉的全口治疗。

②术后的疼痛管理。

布比卡因的麻醉起效时间为6～10分钟，相对较慢，不适合作为手术开始时使用的局麻药物，但对于术后的疼痛管理效果显著。具体方法是，让患者术前服用非甾体抗炎药（NSAIDs），在术中使用麻醉持续时间中等的局麻药物（利多卡因等），在患者离开诊所前注射布比卡因。有报告称这种方法可以减少患者在术后要求开具阿片类镇痛药物处方的可能性。但是，由于布比卡因在术后也会长时间发挥麻醉效果（**表2-8**），为了防止自伤行为出现，不推荐对儿童及高龄患者使用。

表2-8　布比卡因的麻醉持续时间和建议最大给药量（Reader等，2011）

%LA	血管 收缩剂	持续时间（分钟）		建议最大给药量
		牙髓	软组织	
0.5	20万倍 肾上腺素	90～180	240～540 （报告上限720）	美国（无） 加拿大2.0mg/kg 90mg（上限）

3. 麻药的选择方法

可能多数口腔医生对所有患者的一切处置都只使用一种麻药。但这种麻药使用方法，会让本来不到10分钟的处置也在术后持续出现几个小时的麻醉效果；而相反，在需要长时间麻醉效果的时候，又出现麻醉提早消失，患者术中感到疼痛的问题。为了预防这些问题，希望大家能选择适合的麻药。选择时可以考虑以下几点：

①抑制疼痛的时间需要多长。

（掌握各种麻药的持续时间，对应选择合适的药物。麻醉持续时间见下文）

②是否需要术后疼痛管理。

③是否存在自伤行为的可能性。

④是否需要止血。

（有需要控制出血的情况下，应该使用含5万倍或10万倍肾上腺素的麻药。含20万倍或40万倍肾上腺素的，或含苯赖加压素或左旋异肾上腺素等血管收缩剂的麻药对控制出血不起作用）

⑤所选麻药对该患者是否存在绝对/相对禁忌证（**表2-9**）。

4. 各种麻药的持续时间

表2-10是各种麻药持续时间的总结。这里列出的只是大致信息，医生在使用时需要将患者的个体差异一并考虑在内。有很多因素可能影响麻醉的深度和持续时间，以下列出几种代表性因素。

表2-9　局麻药物的相对禁忌证、绝对禁忌证（Reader等，2011）

既往史	应避免使用的麻药	绝对禁忌证/相对禁忌证	替代药品
局麻药物过敏史	与过敏药物同类的麻药（酯类等）	绝对禁忌证	与过敏药物不同类的麻药（酰胺类等）
亚硫酸盐（麻药内含物质）过敏史	含血管收缩剂的局麻药物	绝对禁忌证	不含血管收缩剂的局麻药物
异型血浆胆碱酯酶	酯类	相对禁忌证	酰胺类
高铁血红蛋白血症（特异性/先天性）	丙胺卡因	相对禁忌证	其他酯类或酰胺类麻药
重度肝功能不全（ASA3～4）	酰胺类	相对禁忌证	慎重给予酯类/酰胺类麻药
重度肾功能不全（ASA3～4）	酰胺类/酯类	相对禁忌证	慎重给予酯类/酰胺类麻药
重度循环系统疾病（ASA3～4）	高浓度的血管收缩剂（含肾上腺素的排龈线）	相对禁忌证	含10万倍或20万倍肾上腺素的局麻药物：3%甲哌卡因，4%丙胺卡因（阻滞麻醉）
甲状腺功能亢进（ASA3～4）	高浓度的血管收缩剂（含肾上腺素的排龈线）	相对禁忌证	含10万倍或20万倍肾上腺素的局麻药物：3%甲哌卡因，4%丙胺卡因（阻滞麻醉）

表2-10　各种麻药的持续时间（Reader等，2011）

成分	持续时间（分钟）	
	牙髓	软组织
3%甲哌卡因（浸润麻醉）	5～10	90～120
4%丙胺卡因（浸润麻醉）	10～15	60～120
4%丙胺卡因（阻滞麻醉）	40～60	120～240
4%阿替卡因+20万倍肾上腺素	45～60	180～240
2%利多卡因+5万倍肾上腺素	60	180～300
2%利多卡因+10万倍肾上腺素	60	180～300
2%甲哌卡因+2万倍左旋异肾上腺素	60	180～300
4%阿替卡因+10万倍肾上腺素	60～75	180～300
4%丙胺卡因+20万倍肾上腺素	60～90	180～480
0.5%布比卡因+20万倍肾上腺素	＞90	240～720

（1）患者个人的身体反应

多数患者的麻药持续时间是可以预测的，但其中也有麻醉持续时间比平均短或者长的人。比如对100位患者使用2%利多卡因，大约70人麻醉持续时间都在40～60分钟，但大约15人会持续起效超过60分钟，而剩下的15人可能不起效。

（2）麻醉位置的准确性

以下颌神经阻滞麻醉最具代表性。麻药注射的位置距离目标神经近，麻醉深度大且持续时间长；但如果注射位置距离目标神经较远，则难以出现理想的麻醉效果。

（3）麻醉时的组织状态（是否在炎症部位，血管分布差异）

在注射麻药前，如果拟注射区域存在炎症、感染、疼痛等情况，一般来说麻药会很难起效。如果麻药注射部位的血管分布较多，麻药吸收会很快，持续时间也会变短。

（4）解剖的个体差异

解剖的个体差异在上颌和下颌都会存在。比如上颌磨牙牙根的角度大，腭侧根和颊侧根相距较远，仅靠颊侧的浸润麻醉很难使麻醉充分起效。另外上颌比下颌的骨质更为疏松，所以骨膜旁的注射就可以获得充分的牙髓麻醉效果，但在骨质致密的下颌就必须采用骨膜下注射。

（5）浸润麻醉与阻滞麻醉

相对于浸润麻醉，阻滞麻醉可以获得更长的麻醉持续时间。

参考文献

[1] Ågren E, Danielsson K. Conduction block analgesia in the mandible. A comparative investigation of the techniques of Fischer and Gow-Gates. Swed Dent J. 1981; 5(3): 81-89.

[2] Vreeland DL, et al. An evaluation of volumes and concentrations of lidocaine in human inferior alveolar nerve block. J Endod. 1989; 15(1): 6-12.

[3] Hinkley SA, et al. An evaluation of 4% prilocaine with 1:200,000 epinephrine and 2% mepivacaine with 1:20,000 levonordefrin compared with 2% lidocaine with:100,000 epinephrine for inferior alveolar nerve block. Anesth Prog. 1991; 38(3): 84-89.

[4] McLean C, et al. An evaluation of 4% prilocaine and 3% mepivacaine compared with 2% lidocaine (1:100,000 epinephrine) for inferior alveolar nerve block. J Endod. 1993; 19(3): 146-150.

[5] Chaney MA, et al. An evaluation of lidocaine hydrocarbonate compared with lidocaine hydrochloride for inferior alveolar nerve block. Anesth Prog. 1991; 38(6): 212-216.

[6] Dunbar D, et al. Anesthetic efficacy of the intraosseous injection after an inferior alveolar nerve block. J Endod. 1996; 22(9): 481-486.

[7] Nist RA, et al. An evaluation of the incisive nerve block and combination inferior alveolar and incisive nerve blocks in mandibular anesthesia. J Endod. 1992; 18(9): 455-459.

[8] Childers M, et al. Anesthetic efficacy of the periodontal ligament injection after an inferior alveolar nerve block. J Endod. 1996; 22(6): 317-320.

[9] Clark S, et al. Anesthetic efficacy of the mylohyoid nerve block and combination inferior alveolar nerve block/mylohyoid nerve block. Oral Surg Oral Med Oral Pathol Oral Radiol Endod. 1999; 87(5): 557-563.

[10] Reitz J, et al. Anesthetic efficacy of the intraosseous injection of 0.9 mL of 2% lidocaine (1:100,000 epinephrine) to augment an inferior alveolar nerve block. Oral Surg Oral Med Oral Pathol Oral Radiol Endod. 1998; 86(5): 516-523.

[11] Stabile P, et al. Anesthetic efficacy and heart rate effects of the intraosseous injection of 1.5% etidocaine (1:200,000 epinephrine) after an inferior alveolar nerve block. Oral Surg Oral Med Oral Pathol Oral Radiol Endod. 2000; 89(4): 407-411.

[12] Gallatin E, et al. Anesthetic efficacy and heart rate effects of the intraosseous injection of 3% mepivacaine after an inferior alveolar nerve block. Oral Surg Oral Med Oral Pathol Oral Radiol

Endod. 2000; 89(1): 83-87.

[13] Guglielmo A, et al. Anesthetic efficacy and heart rate effects of the supplemental intraosseous injection of 2% mepivacaine with 1:20,000 levonordefrin. Oral Surg Oral Med Oral Pathol Oral Radiol Endod. 1999; 87(3): 284-293.

[14] Hannan L, et al. The use of ultrasound for guiding needle placement for inferior alveolar nerve blocks. Oral Surg Oral Med Oral Pathol Oral Radiol Endod. 1999; 87(6): 658-665.

[15] Ridenour S, et al. Anesthetic efficacy of a combination of hyaluronidase and lidocaine with epinephrine in inferior alveolar nerve blocks. Anesth Prog. 2001; 48(1): 9-15.

[16] Mikesell P, et al. A comparison of articaine and lidocaine for inferior alveolar nerve blocks. J Endod. 2005; 31(4): 265-270.

[17] Dreven LJ, et al. An evaluation of an electric pulp tester as a measure of analgesia in human vital teeth. J Endod. 1987; 13(5): 233-238.

[18] Certosimo AJ, Archer RD. A clinical evaluation of the electric pulp tester as an indicator of local anesthesia. Oper Dent. 1996; 21(1): 25-30.

[19] Jones VR, et al. Comparison of carbon dioxide versus refrigerant spray to determine pulpal responsiveness. J Endod. 2002; 28(7): 531-533.

[20] Cohen HP, et al. Endodontic anesthesia in mandibular molars: a clinical study. J Endod. 1993; 19(7): 370-373.

[21] Miller SO, et al. Cold testing through full-coverage restorations. J Endod. 2004; 30(10): 695-700.

[22] Kitamura T, et al. Electrical characteristics and clinical application of a new automatic pulp tester. Quintessence Int. 1983; 1: 45-53.

[23] van Wijk AJ, Hoogstraten J. Experience with dental pain and fear of dental pain. J Dent Res. 2005; 84(10): 947-950.

[24] van Wijk AJ, Hoogstraten J. Anxiety and pain during dental injections. J Dent. 2009; 37(9): 700-704.

[25] Arntz A, et al. The influence of anxiety on pain: attentional and attributional mediators. Pain. 1994; 56(3): 307-314.

[26] Carter LE, et al. Effects of emotion on pain reports, tolerance and physiology. Pain Res Manag. 2002; 7(1): 21-30.

[27] Locker D, Liddell AM. Correlates of dental anxiety among older adults. J Dent Res. 1991; 70(3): 198-203.

[28] Jackson DL, Johnson BS. Conscious sedation for dentistry: risk management and patient selection. Dent Clin North Am. 2002; 46(4): 767-780.

[29] Lindemann M, et al. Effect of sublingual triazolam on the success of inferior alveolar nerve block in patients with irreversible pulpitis. J Endod. 2008; 34(10): 1167-1170.

[30] Khademi AA, et al. Effect of preoperative alprazolam on the success of inferior alveolar nerve block for teeth with irreversible pulpitis. J Endod. 2012; 38(10): 1337-1339.

[31] Becker DE, Rosenberg M. Nitrous oxide and the inhalation anesthetics. Anesth Prog. 2008; 55(4): 124-130; quiz 131-132.

[32] Emmanouil DE, et al. Nitrous oxide-antinociception is mediated by opioid receptors and nitric oxide in the periaqueductal gray region of the midbrain. Eur Neuropsychopharmacol. 2008; 18(3): 194-199.

[33] Georgiev SK, et al. Nitrous oxide and the inhibitory synaptic transmission in rat dorsal horn neurons. Eur J Pain. 2010; 14(1): 17-22.

[34] Duarte R, et al. Comparison of the sedative, cognitive, and analgesic effects of nitrous oxide, sevoflurane, and ethanol. Br J Anaesth. 2008; 100(2): 203-210.

[35] Burnweit C, et al. Nitrous oxide analgesia for minor pediatric surgical procedures: an effective

alternative to conscious sedation? J Pediatr Surg. 2004; 39(3): 495-499; discussion 495-499.

[36] Stanley W, et al. Effect of nitrous oxide on the efficacy of the inferior alveolar nerve block in patients with symptomatic irreversible pulpitis. J Endod. 2012; 38(5): 565-569.

[37] Schellenberg J, et al. Effect of buffered 4% lidocaine on the success of the inferior alveolar nerve block in patients with symptomatic irreversible pulpitis: a prospective, randomized, double-blind study. J Endod. 2015; 41(6): 791-796.

[38] Fullmer S, et al. Effect of preoperative acetaminophen/hydrocodone on the efficacy of the inferior alveolar nerve block in patients with symptomatic irreversible pulpitis: a prospective, randomized, double-blind, placebo-controlled study. J Endod. 2014; 40(1): 1-5.

[39] Click V, et al. Evaluation of the Gow-Gates and Vazirani-Akinosi techniques in patients with symptomatic irreversible pulpitis: a prospective randomized study. J Endod. 2015; 41(1): 16-21.

[40] Webster S Jr, et al. How Effective Is Supplemental Intraseptal Anesthesia in Patients with Symptomatic Irreversible Pulpitis? J Endod. 2016; 42(10): 1453-1457.

[41] Kennedy S, et al. The significance of needle deflection in success of the inferior alveolar nerve block in patients with irreversible pulpitis. J Endod. 2003; 29(10): 630-633.

[42] Goldstein DS, et al. Circulatory, plasma catecholamine, cortisol, lipid, and psychological responses to a real-life stress (third molar extractions): effects of diazepam sedation and of inclusion of epinephrine with the local anesthetic. Psychosom Med. 1982; 44(3): 259-272.

[43] Dionne RA, et al. Effects of diazepam premedication and epinephrine-containing local anesthetic on cardiovascular and plasma catecholamine responses to oral surgery. Anesth Analg. 1984; 63(7): 640-646.

[44] Cioffi GA, et al. The hemodynamic and plasma catecholamine responses to routine restorative dental care. J Am Dent Assoc. 1985; 111(1): 67-70.

[45] Chernow B, et al. Local dental anesthesia with epinephrine. Minimal effects on the sympathetic nervous system or on hemodynamic variables. Arch Intern Med. 1983; 143(11): 2141-2143.

[46] Sisk AL. Vasoconstrictors in local anesthesia for dentistry. Anesth Prog. 1992; 39(6): 187-193.

[47] Perry S, et al. Effect of operator and subject gender on injection pain: a randomized double-blind study. J Endod. 2015; 41(2): 141-145.

[48] Kaufman E, et al. A survey of pain, pressure, and discomfort induced by commonly used oral local anesthesia injections. Anesth Prog. 2005; 52(4): 122-127.

[49] Nusstein J, et al. The effects of a 2-stage injection technique on inferior alveolar nerve block injection pain. Anesth Prog. 2006; 53(4): 126-130.

[50] Aminabadi NA, et al. Site-specificity of pain sensitivity to intraoral anesthetic injections in children. J Oral Sci. 2009; 51(2): 239-243.

[51] Wahl MJ, et al. Injection pain of bupivacaine with epinephrine vs. prilocaine plain. J Am Dent Assoc. 2002; 133(12): 1652-1656.

[52] Fuller NP, et al. Perception of pain to three different intraoral penetrations of needles. J Am Dent Assoc. 1979; 99(5): 822-824.

[53] Flanagan T, et al. Size doesn't matter: needle gauge and injection pain. Gen Dent. 2007; 55(3): 216-217.

[54] Hochman MN, et al. Interstitial tissue pressure associated with dental injections: a clinical study. Quintessence Int. 2006; 37(6): 469-476.

[55] Kanaa MD, et al. Speed of injection influences efficacy of inferior alveolar nerve blocks: a double-blind randomized controlled trial in volunteers. J Endod. 2006; 32(10): 919-923.

[56] Fialkov JA, McDougall EP. Warmed local anesthetic reduces pain of infiltration. Ann Plast Surg. 1996; 36(1): 11-13.

[57] Bell RW, et al. Warming lignocaine reduces the pain of injection during local anaesthetic eyelid

surgery. Eye(Lond). 1996; 10(Pt 5): 558-560.

[58] Sultan J. Towards evidence based emergency medicine: best BETs from the Manchester Royal Infirmary. The effect of warming local anaesthetics on pain of infiltration. Emerg Med J. 2007; 24(11): 791-793.

[59] Kosaraju A, Vandewalle KS. A comparison of a refrigerant and a topical anesthetic gel as preinjection anesthetics: a clinical evaluation. J Am Dent Assoc. 2009; 140(1): 68-72; quiz 112-113.

[60] Davies RJ. Buffering the pain of local anaesthetics: A systematic review. Emerg Med (Fremantle). 2003; 15(1): 81-88.

[61] Hanna MN, et al. Efficacy of bicarbonate in decreasing pain on intradermal injection of local anesthetics: a meta-analysis. Reg Anesth Pain Med. 2009; 34(2): 122-125.

[62] Welch MN, et al. Double-blind, bilateral pain comparison with simultaneous injection of 2% lidocaine versus buffered 2% lidocaine for periocular anesthesia. Ophthalmology. 2012; 119(10): 2048-2052.

[63] Punnia-Moorthy A. Buffering capacity of normal and inflamed tissues following the injection of local anaesthetic solutions. Br J Anaesth. 1988; 61(2): 154-159.

[64] Nanitsos E, et al. The effect of vibration on pain during local anaesthesia injections. Aust Dent J. 2009; 54(2): 94-100.

[65] Nusstein JM, Beck M. Effectiveness of 20% benzocaine as a topical anesthetic for intraoral injections. Anesth Prog. 2003; 50(4): 159-163.

[66] Hersh EV, et al. Analgesic efficacy and safety of an intraoral lidocaine patch. J Am Dent Assoc. 1996; 127(11): 1626-1634; quiz 1665-1666.

[67] Carr MP, Horton JE. Clinical evaluation and comparison of 2 topical anesthetics for pain caused by needle sticks and scaling and root planing. J Periodontol. 2001; 72(4): 479-484.

[68] Carr MP, Horton JE. Evaluation of a transoral delivery system for topical anesthesia. J Am Dent Assoc. 2001; 132(12): 1714-1719.

[69] Martin MD, et al. Topical anesthesia: differentiating the pharmacological and psychological contributions to efficacy. Anesth Prog. 1994; 41(2): 40-47.

[70] Reader A, et al. Successful local anesthesia for restorative dentistry and endodontics. Quintessence Publishing, 2011.

[71] Moore PA. Bupivacaine: a long-lasting local anesthetic for dentistry. Oral Surg Oral Med Oral Pathol. 1984; 58(4): 369-374.

[72] Bassett KB, et al. Local anesthesia for dental professionals. 2nd ed. Pearson Prentice Hall, 2014.

[73] Malamed SF. Handbook of Local Anesthesia. 6th ed. Mosby Elsevier, 2012.

第2篇

局麻的技巧和循证

Chapter 3

第3章
表面麻醉

要点

☑ 表面麻醉可以明显减轻疼痛，因此对进针部位必须进行表面麻醉

☑ 用作表面麻醉剂的麻药浓度，要比浸润麻醉和阻滞麻醉时使用的麻药浓度高出很多，因此必须认识到这种药物万一进入血管内的危险性

☑ 理解各种表面麻醉剂的特性，根据使用目的做出最佳选择

在口腔治疗中使用表面麻醉剂可以为患者提供更为舒适的治疗，因而十分重要。它不仅能缓解麻醉针刺入时的疼痛，也可以减少牙周检查、取模、拍摄X线片时的不适感。涂布表面麻醉剂还可以减少黏膜表面的细菌数，降低麻醉针刺入所带来的感染风险。

本章将围绕表面麻醉剂的基础成分，介绍其特征、效果和风险。

表面麻醉剂的种类

用作表面麻醉剂的麻药浓度，要比浸润麻醉和阻滞麻醉时使用的麻药浓度高出很多。比如利多卡因在作为局部浸润麻药使用时浓度仅为2%，而作为表面麻醉剂使用时，其浓度一般会达到5%或10%。如果不是这种高浓度，就无法穿过健康的皮肤和黏膜继续扩散。

表面麻醉剂的高浓度虽然可以使其穿透皮肤和黏膜，但同时也有向全身扩散麻药毒性的风险。表面麻醉剂中不添加血管收缩剂的成分，而且麻药本身有舒张血管的作用，所以如果进入血管内，会瞬间达到危险的血药浓度，请务必注意。

阿替卡因、甲哌卡因、丙胺卡因、普鲁卡因等作为注射的剂型来使用的麻药很多，但这些注射用的浓度并不适合用作表面麻醉剂。而且，将这些麻药的浓度提高来作为表面麻醉剂使用，会有过度吸收及毒性过强的风险（**表3-1**）。

表3-1 浸润麻醉和表面麻醉使用药剂的有效浓度差异（Reader等，2011）

药剂	浸润麻醉	表面麻醉	作为表面麻醉的有效性
利多卡因	2%	2%～5%	有
甲哌卡因	2%～3%	12%～15%	无
普鲁卡因	2%～4%	10%～20%	无
丁卡因	0.25%～1%	0.2%～1%	有

表3-2 表面麻醉剂汇总（Bassett等，2014）

药剂	有效浓度	起效时间（分钟）	持续时间（分钟）	极限用量（mg）	妊娠用药等级*
苯佐卡因	6%～20%	0.5～2	5～15	不明	C
达克罗宁	1%	10以内	30	200	C
利多卡因	2%～5%	1～2	15	200～300	B
丁卡因	0.25%～0.5%	20以内（慢）	20～60	20	C

*美国食品药品监督管理局（United States Food and Drug Administration, FDA）依据药物带给胎儿危险的程度对药品进行了5个等级的分类（参考第8章）

表3-3 日本表面麻醉剂的种类（深山治久，2014）

通用名	商品名	浓度	性状
氨基苯甲酸乙酯	GINGICAINE GEL	20%	凝胶
	Hurricaine Liquid Dental	20%	溶液
	Hurricaine Gel Dental	20%	凝胶
	BEEZOCAINE JELLY	20%	果冻状
	PRONES-PASTA AROMA（盐酸丁卡因、盐酸地布卡因混合）	10%	凝胶
	NEO Zalocain Paste（Diethylaminoethyl p-Butylaminobenzoate Hydrochloride）	25%	凝胶
盐酸利多卡因	Xylocaine Viscous	2%	溶液
	Xylocaine Pump Spray	8%	溶液
盐酸丁卡因	COPALON Dental Surface Anesthetic Liquid	6%	溶液

　　普通的表面麻醉发挥作用的范围仅到表面下方2～3mm为止，因此是不能麻醉组织深处的。但表面麻醉可以减轻浸润麻醉和阻滞麻醉时针刺入的疼痛。各种表面麻醉剂的汇总如**表3-2**、**表3-3**所示。以下对平时使用的各种表面麻醉剂的特征加以阐述。

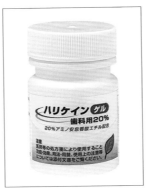
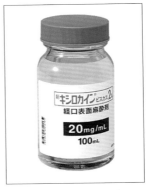

图3-1　Hurricaine Gel（氨基苯甲酸乙酯，SUNDENTAL）　　图3-2　Xylocaine Viscous（利多卡因，Sandoz）

1. 苯佐卡因（Benzocaine；酯类，氨基苯甲酸乙酯；图3-1）

酯类表面麻醉剂在世界范围内使用最为广泛，在日本也可以买到。因为苯佐卡因是疏水性的，较难被心血管系统吸收，所以系统毒性较低。此种表面麻醉剂有多种使用形态：液体、凝胶、贴剂或者喷雾等（喷雾式可以有效减轻患者的呕吐反射）。

各剂型的浓度从6%到20%不等，但主要以20%的浓度最为常用。20%的苯佐卡因膏剂可以有效缓解口腔溃疡等口内炎症的疼痛，在美国很多药店里都有销售。涂布后，30秒左右就可以发挥足够的麻醉效果，2分钟左右麻醉效果达到峰值，麻醉持续5～15分钟。

和丙胺卡因相同，苯佐卡因也有诱发高铁血红蛋白血症的风险，因此有相关既往史的患者禁止使用。长时间放置或反复使用，可能引起局部的过敏反应。虽然酯类麻药本身引起过敏反应的情况极为罕见，但与酰胺类麻药相比，酯类麻药过敏反应出现的频率更高、危险性更大。

2. 盐酸达克罗宁（Dyclonine Hydrochloride；酮类）

达克罗宁既不属于酯类，也不属于酰胺类，而属于酮类。其特点是相对安全、持续时间也更长，而且还有杀灭细菌、真菌的效果。起效所需时间为2～10分钟，相对缓慢，但持续时间可以长达30分钟。在美国，无需处方就可以在药店买到喷雾型或含片型。口腔治疗时所需的起效浓度在0.5%～1%，虽然毒性极低，但过量摄入也可能导致中枢神经系统和心肺功能降低。

3. 利多卡因（Lidocaine；酰胺类；图3-2）

利多卡因也是有效的表面麻醉剂，特别是在无法使用酯类麻醉剂时，常作为代用品出现。最多见的剂型是软膏型，有浓度为2%～5%的凝胶型或液体型。

利多卡因的毒性极低，另外由于其自身的疏水性，在体内不易被吸收，相对安全，但在使用喷雾型时由于很难判断用量，也必须注意。5%利多卡因和20%苯佐卡因具有同样的麻醉效果，但与苯佐卡因相比，其起效所需时间为2~10分钟，相对缓慢，持续时间在15分钟左右。

4. 盐酸丁卡因（酯类）

丁卡因是口腔能使用的最强力的表面麻醉剂，日本也可以买到。从历史上看，其拥有与可卡因相等的麻醉效果，但刺激性更小，因此被作为可卡因的代用品在眼科使用。

在口腔领域中，丁卡因不单独使用，而是与其他表面麻醉剂混合在一起使用。如果大量使用或多次使用，副作用较强，因此需要特别注意这种药物的用法和用量。目前主要使用的浓度在0.25%~0.5%。麻醉的起效所需时间较长，涂布后20分钟左右才能达到峰值。持续时间可长达20~60分钟。

5. 共融混合物（Topical Drug Combination）

3种酯类麻药（苯佐卡因、丁卡因、布坦本）组合使用，比各自单独使用时可以发挥更大的效果。比如，在美国使用的Cetacaine®（Cetylife Industries）的组成成分就是14%苯佐卡因（短时间作用型、起效快）、2%丁卡因（长时间作用型，起效慢）、2%布坦本（中等时间作用型、起效速度中等）。

2.5%利多卡因与2.5%丙胺卡因的共融混合物被称为Eutectic Mixtures of Local Anesthesia，缩写为EMLA。EMLA霜在20世纪80年代就被应用于皮肤科领域，最初作为皮肤的表面麻醉剂使用。Holst和Evers最早在口腔领域中尝试使用EMLA，确认了其良好的效果。

虽然厂商并不推荐将EMLA霜使用在口腔内，但多篇文献都确认了其在口腔领域中的有效性。比如Munshi等的研究中，对30名儿童在各类口腔处置使用了EMLA霜。这样一来，很多处置就可以不使用注射针，由此可以确认EMLA霜在儿童口腔领域中的有效性。EMLA的渗透性很高，有报告称其对其他麻药无法充分麻醉的腭侧也有非常好的麻醉效果。

除了霜剂以外，登士柏美国公司也推出了凝胶型的EMLA，商品名为Oraqix®。使用专用的注射器可以将其注入牙周袋内，可以减轻牙周探查时牙周探针造成的不适反应。

表面麻醉剂使用时的注意点

虽说表面麻醉剂的毒性很低，但与浸润麻醉或阻滞麻醉时所使用的麻药浓度相比，表面麻醉剂常使用很高的浓度，因此在使用时仍然需要十分注意。以下介绍表面麻醉剂使用时的注意点。

1. 局部的不良反应

如表面麻醉剂的局部不良反应有：迟发性过敏反应、疼痛、水肿、发红、溃烂等。如出现上述反应，应立即停止用药，采取适当处置。

2. 系统性不良反应

口腔用的表面麻醉剂可以被口腔黏膜和支气管黏膜顺利吸收，但胃肠黏膜仅能少量吸收，因此即使吃下去了，也很难造成药物的过量摄入。酯类表面麻醉剂可能会引起过敏反应（尽管极为罕见），而与此相对，酰胺类表面麻醉剂至今尚无过敏反应的报告。但酰胺类麻药中有可以诱发高铁血红蛋白血症的药物存在，因此也要提高警惕。过量摄入，可能导致中-重度的中枢神经系统和心肺功能降低。特别是喷雾型的表面麻醉剂，很难判断其用量，所以要特别注意。可以在口内放置纱布等，以防止给药过量。

参考文献

[1] Reader A, et al. Successful local anesthesia for restorative dentistry and endodontics. Quintessence Publishing, 2011.

[2] Jeske AH, Blanton PL. Misconceptions involving dental local anesthesia. Part 2: Pharmacology. Tex Dent J. 2002; 119(4): 310-314.

[3] Rosivack RG, et al. An analysis of the effectiveness of two topical anesthetics. Anesth Prog. 1990; 37(6): 290-292.

[4] Bassett KB, et al. Local anesthesia for dental professionals. 2nd ed. Pearson Prentice Hall, 2014.

[5] 深山治久編著. 歯界展望別冊／トラブルを起こさない局所麻酔. 医歯薬出版，2014.

[6] Becker BM, et al. Ultrasound with topical anesthetic rapidly decreases pain of intravenous cannulation. Acad Emerg Med. 2005; 12(4): 289-295.

[7] Munshi AK, et al. Use of EMLA: is it an injection free alternative? J Clin Pediatr Dent. 2001; 25(3): 215-219.

[8] Malamed SF. Handbook of local anesthesia. 6th ed. Elsevier Mosby, 2012.

[9] Yagiela JA. Safely easing the pain for your patients. Dimensions. 2005; 3(5): 20-22.

Chapter 4

第4章
下颌麻醉

下颌麻醉的临床解剖

☑ 舌神经在下牙槽神经的前内侧朝前下方走行

☑ 下颌神经阻滞麻醉中，有30%左右的病例无法麻醉磨牙区的颊侧牙龈

☑ 下颌牙的感觉支配由于解剖学变异存在个体差异

　　下颌的阻滞麻醉中最常用的是在下颌孔位置的阻滞麻醉。在这里进行麻醉所必须了解的解剖结构是翼下颌间隙（Pterygomandibular Space），本章将引导读者理解此间隙的位置和构成，在此基础上对操作技术和并发症进行讨论。

　　下牙槽神经和舌神经对于口腔医生来说是最重要的神经，特别是舌神经，其走行难以预测，但事先掌握好基础解剖知识，就可以大致了解其走行方向，预防并发症的发生。

　　在颏孔的阻滞麻醉与下颌孔的阻滞麻醉正好相反，是对从颏孔穿出的神经进行麻醉，因此主要麻醉的是自颏孔以下的末梢神经所支配的软组织。掌握颏孔的一般位置和朝向自不必说，了解这里的解剖学变异也会对麻醉失败的讨论和预测–预防并发症起到很大作用。

1. 下颌孔位置阻滞麻醉的临床解剖

　　下牙槽神经支配同侧所有牙齿的感觉。

　　关于在这里进行阻滞麻醉所必需的解剖知识，应首推翼下颌间隙的解剖。

（1）翼下颌间隙

　　翼下颌间隙是由外侧的下颌支和内侧的翼内肌所围成的间隙，是下颌孔位置阻滞麻醉的目标解剖结构（**图4–1**）。下颌孔位置阻滞麻醉也可以被看作是对翼下颌间隙的浸润麻醉。间隙内部的解剖结构有：下牙槽神经和动静脉、下颌孔、翼静脉丛、下颌小舌、蝶下颌韧带、下颌舌骨肌神经、下颌舌骨沟、舌神经等。想要让下颌孔位置的阻滞麻醉起效，就必须充分理解这个间隙的解剖。

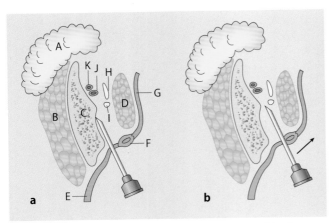

图4-1　翼下颌间隙的解剖和注射针的位置（水平断面）
a：注射针与骨面过早接触；b：理想的进针方向、深度
A：腮腺；B：咬肌；C：下颌支；D：翼内肌；E：颊肌；
F：翼下颌韧带；G：咽上缩肌；H：蝶下颌韧带；I：舌神
经；J：下牙槽神经；K：下牙槽动静脉

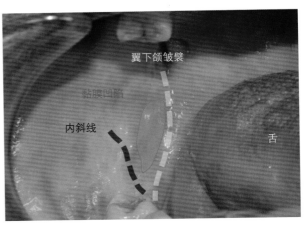

图4-2　大致的进针点
翼下颌皱襞（▬ ▬ ▬）和内斜线（▬▬▬）之间的黏膜凹陷为大
致进针区域

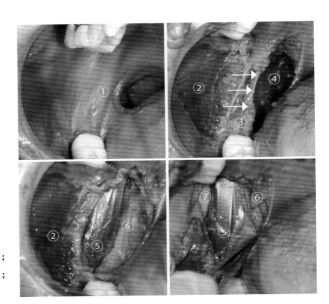

图4-3　翼下颌韧带（→）
①翼下颌皱襞；②颊肌；③磨牙后腺；
④咽上缩肌；⑤翼内肌；⑥咽旁间隙；
⑦翼下颌间隙

（2）进针点的解剖

进针点在内斜线和翼下颌皱襞之间。多数情况下触诊到内斜线是比较困难的
（或者有的患者是由于呕吐反射而无法触摸），因此将注射点选在翼下颌皱襞的外
侧比较恰当。另外，翼下颌皱襞的外侧有一块黏膜凹陷的部位，所以这个位置更方
便找到（**图4-2**）。

翼下颌韧带是支撑翼下颌皱襞的内部结构，是颊肌和咽上缩肌的分界（**图
4-3**）。因此，在翼下颌皱襞的外侧进针必然会穿透颊肌。注射针过分偏向内侧（比
翼下颌皱襞还偏内侧）就会穿透咽上缩肌，注意角度就没问题。

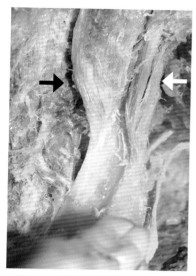

图4-4　颞肌的外侧头（➡）和内侧头（⇦）

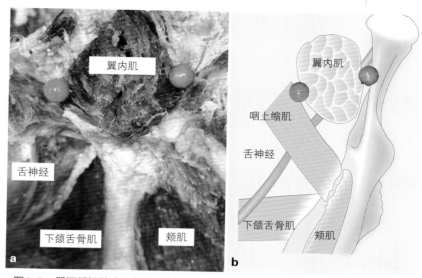

图4-5　翼下颌间隙（●）和咽旁间隙（●）的上方观（a：解剖；b：示意图）

另外，内斜线有颞肌肌腱的内侧头附着，附着一直延伸到磨牙后区的也不少见。很多教科书上现在还将颞肌的附着描写为局限在冠突，但从实际解剖学上，即使这样写的教科书上也多会记载颞肌肌腱附着下方会沿着下颌支前缘延展，分为两头（**图4-4**）。因此，如果摸着下颌支的前缘让患者轻轻开闭口，可以感觉到颞肌的运动。颞肌肌腱的附着位置和范围因人而异，但为了避免由于肌肉被刺穿而导致血肿或张口受限，在进针的时候应该尽量避开这个肌肉（稍微偏向内侧）。

穿透颊肌后里面的肌肉就是翼内肌。翼内肌的外侧是翼下颌间隙，内侧是咽旁间隙（**图4-5**）※。因此，注射进针不要过于偏向内侧，否则就会朝向翼内肌和咽旁间隙，但如果严格按照基本手法去操作还是很容易避免的。

理解到解剖结构是和相邻结构组合在一起的，对于减少并发症和理解病况术式等都非常重要。

※如**图4-5**所示，翼内肌两侧的两个间隙是相邻接的，也是炎症扩散的重要通道。

（3）下牙槽神经和舌神经

在下颌孔做阻滞麻醉的主要目的是麻醉通过下颌孔的下牙槽神经。但正如我们前面说的，这种麻醉其实是对翼下颌间隙的一种浸润麻醉，所以同在此间隙内的舌神经也有很高概率会被麻醉。这个部位可能很难在脑海中浮现出来，但在下颌孔水平，舌神经走行在下牙槽神经的前内方，另外在这个水平上两条神经的直径也几乎没有变化（**图4-6**）。

下牙槽神经进入下颌孔后，在向下前方走行过程中分出磨牙后支、磨牙支、前磨牙支、切牙支等，支配下颌全部牙齿的感觉。下牙槽神经通过的下颌管在颊舌向的位置，在第三磨牙附近是在正中稍偏舌侧，在第一磨牙附近最靠近舌侧的皮质

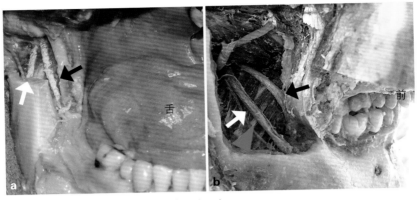

图4-6　舌神经（←）和下牙槽神经（⇨）

a：右半部分正面观。截去下颌支的上半部分，显露出翼下颌间隙

b：右侧观。下牙槽神经的后方有下颌舌骨肌神经（▶）向下方走行

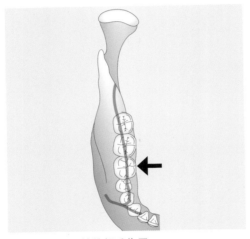

图4-7　下颌管的颊舌位置

下颌管在第一磨牙（←）附近最靠近舌侧骨壁

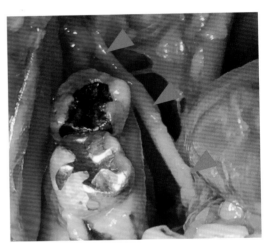

图4-8　舌神经（◀）的变动

根据舌位置的变化，舌神经的走行也会改变

骨，在颏孔附近急剧向颊侧靠近（**图4-7**）。由于下牙槽神经主要在骨内走行，其走行基本不受下颌或舌体位置变化的影响。

另一方面，和下牙槽神经不同，舌神经一般在临床是不需要被麻醉的。也就是说，在做下颌孔位置的阻滞麻醉时，应该从如何防止损伤舌神经的角度出发来考虑问题。而舌神经由于是在软组织中向舌体走行的，其走行多少会受到下颌和舌体位置的影响。因此，舌的位置越低，舌的位置越靠前（舌突出的状态），舌神经的走行距离麻醉针进针的位置就越远（**图4-8**）。

作为下颌孔位置阻滞麻醉中的并发症，由于各种原因导致的舌神经麻木的报告要多于下牙槽神经麻木，在解剖学上舌神经的位置比下牙槽神经更靠前内方也许是解释这种现象的理由之一。当然，这种并发症的报告非常少见，理解解剖，只要按照正确的术式操作，绝不用害怕。

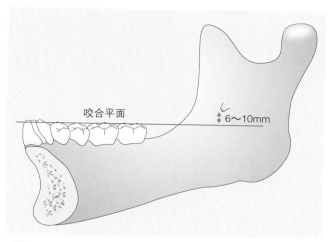

图4-9 下颌孔的高度在咬合平面上方6～10mm

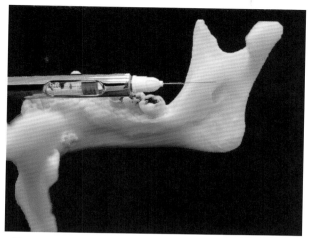

图4-10 下颌孔和麻醉注射针

（4）下颌孔的上下位置

下颌孔位于下颌支内面几乎中心的位置，是下牙槽神经动静脉通过的孔，其直径为4mm左右。多数的教科书和论文中，认为下颌孔的位置是在咬合平面以上10mm左右，但一项以CBCT数据进行的研究认为这个数字是6mm（**图4-9**）。

但是，上条雍彦等学者认为，日本人中有93.3%的下颌孔的高度在比咬合平面略低的位置上，由于前方的下颌小舌（下颌孔下缘到小舌尖端高度约8mm）突出，所以进针点设定在比咬合平面高出10mm的位置上是适当的。另外，在欧美，下颌孔位置的阻滞麻醉的进针点高度是利用下颌支前缘凹陷最深处与下颌孔高度基本一致的特点来决定的，但在日本人中这种凹陷的程度不一，所以不能当作统一的标准。

笔者的经验是高于咬合平面10mm，或稍微更靠上一些去进针，都能获得充分的麻醉效果。

（5）下颌孔的前后位置

从内斜线到下颌小舌的距离是13mm（最小8mm，最大20mm），进针15mm就可以到达下颌孔上方（**图4-10**）。下颌支宽度大的人当然下颌孔距离进针点的距离就更长。可以理解为下颌孔位于下颌支宽度一半的位置上。

（6）蝶下颌韧带、下颌小舌

蝶下颌韧带起于蝶骨角棘和岩鼓裂之间，向前下方走行，止于下颌小舌并延展到下颌舌骨沟上方。很多人将这条韧带描述为限制下颌骨运动的强力韧带（颞下颌关节的副韧带），但实际上它非常薄，几乎不会影响下颌孔位置的阻滞麻醉（**图4-11**）。

但是，解剖变异各种各样，也有可以大范围附着在下颌上的蝶下颌韧带。

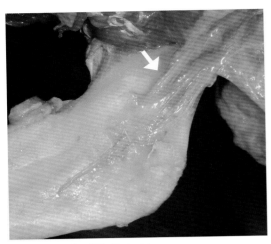

图4-11 蝶下颌韧带（⇨）

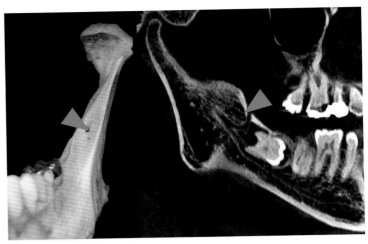

图4-12 磨牙后孔（▶）

（7）下颌管

下颌孔附近的下颌管变异的其中一种是双重下颌管。有时下颌孔本身从一开始就是两个，有时是下颌管中途分成两条。不论哪种情况，靠下方的下颌管会更向前延伸，上方的下颌管向磨牙区（分布于磨牙）及磨牙后区（从磨牙后孔穿出下颌骨主要分布于磨牙区颊侧的牙龈）（**图4-12**）发出分支。除了极端靠上的情况外，这些变异基本对下颌孔位置的阻滞麻醉起效没有太大影响。

另外，从下牙槽神经（下颌管）分支出的分布于磨牙后区的磨牙后神经（磨牙后管）会与颊神经的分布区域重叠，支配磨牙区颊侧牙龈的感觉。通常下颌孔位置的阻滞麻醉中，有30%左右的病例磨牙区颊侧牙龈不会被麻醉。反过来说，就是有70%会被麻醉，然而没有记载下牙槽神经本身会分布于颊侧牙龈。

这其中的理由可能有两个。第一，下颌孔位置的阻滞麻醉可以对翼下颌间隙内造成浸润麻醉的效果，稍微靠上的颊神经也被同时麻醉了。第二，虽然颊神经没有被阻断，但由于有磨牙后管、磨牙后孔的存在，存在由磨牙后神经支配磨牙颊侧牙龈的可能性。虽说一般认为下牙槽神经不支配磨牙区颊侧牙龈，但从下颌孔位置传导麻醉可以有70%左右的病例造成磨牙颊侧牙龈麻醉的效果来看，也可以考虑是因为第二种理由。

（8）下颌舌骨肌神经负责舌侧的神经支配

下颌舌骨肌神经通常在进入下颌管前从下牙槽神经分出，沿着下颌舌骨沟向下方走行（**图4-13**）。从下牙槽神经分出的高度千差万别，甚至还有进入下颌管后再从舌侧分出，或在骨桥中通过的病例（**图4-14**）。这条神经曾被认为仅支配下颌舌骨肌和二腹肌前腹的运动，但现在发现其内部还含感觉神经。

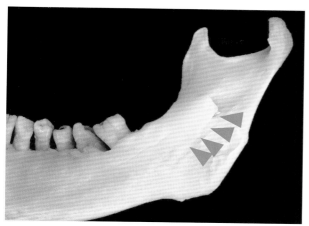

图4-13　下颌舌骨沟（◀）

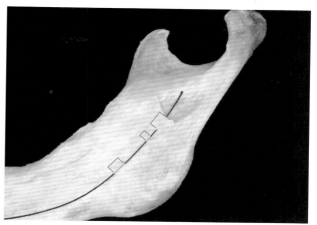

图4-14　下颌舌骨沟有时可以见到骨桥（⊐）

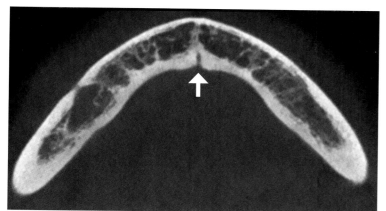

图4-15　正中舌侧孔（下颌前牙区舌侧的小孔，⇧）是舌下动脉和颏动脉分支进入下颌骨的小孔，下颌舌骨肌神经也有从此通过的可能性

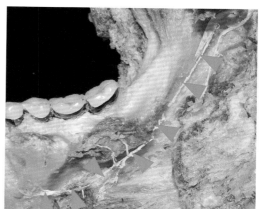

图4-16　下颌舌骨肌神经在口底的走行（◀）

有报告认为感觉神经从下颌前牙区舌侧的小孔（正中舌孔；**图4-15**）进入下颌骨内，参与下颌前牙的感觉；而在有些病例中，其感觉神经还可以从前磨牙或磨牙区的舌侧皮质骨进入下颌骨，参与相应区域的感觉（**图4-16**）。这种情况下，如果不将走行于下颌骨舌侧的下颌舌骨肌神经麻醉，可能无法得到前磨牙、磨牙的完全麻醉。从这一点出发，在阻滞麻醉不起效时，进行浸润麻醉作为辅助也是有道理的。

下牙槽神经是支配下颌所有牙齿感觉的神经，这是毫无疑问的事实，但如上所述，除下牙槽神经之外，还有其他神经辅助支配。特别是在下颌前牙区的牙髓麻醉，只做下颌孔位置的阻滞麻醉是不充分的。

2. Gow-Gates法、Akinosi法的临床解剖（具体方法参考63页）

（1）翼静脉丛

翼静脉丛是广泛存在于翼下颌间隙内的静脉丛。纵横走行于翼内肌和翼外肌的内部和周围。

（2）上颌动脉

上颌动脉是颈外动脉的一个终支，并分出下牙槽动脉。上颌动脉在日本人中90%以上会从翼外肌外侧和下颌支内侧通过，但根据人种不同，有大概一半此动脉会在翼外肌内侧通过。另外，也有上颌动脉贯穿翼外肌的情况※（**图4-17**）。

（3）颊神经

由穿出卵圆孔的下颌神经在相当高的位置分出。从喙突基部前方经过，分布于颊黏膜和颊侧皮肤上（**图4-18**）。

※翼外肌和上颌动脉的位置关系，因人种而异，差异很大，日本人中90%以上会从翼外肌外侧走行，而在美国人（白人）中这个数字只有45%。这个人种差异在涉及下颌支内侧的手术中（下颌骨截骨术等）是非常重要的。

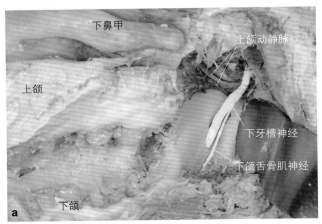 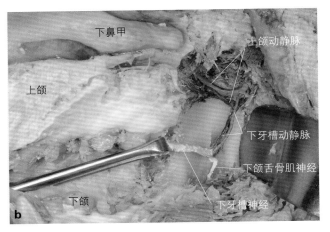

图4-17　翼下颌间隙的内侧面观
可以看到上颌动静脉和下牙槽动静脉（a：未将下牙槽神经翻开；b：将下牙槽神经翻开后）

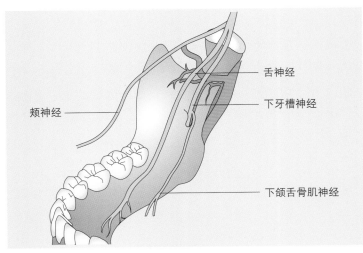

图4-18　Gow-Gates法的解剖
颊神经是下颌神经穿出卵圆孔后在高位发出的分支

3. 颏神经阻滞麻醉的临床解剖

（1）颏孔

随着CBCT的普及，普通的开业医生也可以很容易在术前就掌握颏孔的位置。但实际中为了进行颏神经阻滞而去拍CBCT的情况少之又少，所以有必要事先知道颏孔的大体位置。

不同的研究对颏孔位置的报告也有不同，通常认为其多在第一前磨牙和第二前磨牙的牙根之间，或者是在第二前磨牙根尖的正下方（**图4-19**）。这里有颏神经和动静脉通过。虽然有个体差异，但多数情况下是可以在全景片上就确认到的。颏神经穿出颏孔后分出3～4支，支配颏孔区域、下唇、口角的感觉（**图4-20**）。另外有些很细的分支会分布到颏孔周边的牙龈和牙槽黏膜上。下牙槽动脉从颏孔穿出后改称颏动脉，多数和面动脉的分支下唇动脉相吻合（**图4-21**）。

一般颏孔是朝向后（上）方开口的，这是因为在下颌管中向前分出切牙支后，下牙槽神经血管束向后（上）方返折（Anterior Loop，前袢）而形成的（**图4-22**）。但对于690个颏孔的调查研究中发现，21%是没有这种前袢的。下颌管、下牙槽神经、下牙槽动脉、下牙槽静脉的平均直径分别为2.52mm、1.84mm、0.42mm、0.58mm。虽然没有发现有穿出颏孔后这些直径的相关详细数据（仅有的关于颏动脉的研究是笔者过去做的，平均直径为0.5mm），但一般认为颏神经的直径会远远大于同名的动静脉（**图4-23**）。因此，比起神经损伤，颏神经阻滞麻醉时造成血管损伤而导致严重并发症（出血、血肿）的概率很小。万一发现回吸有血，冷静地退回针头并改变方向即可。

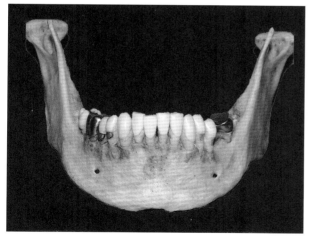

图4-19　颏孔
通常多在第一前磨牙和第二前磨牙的牙根之间，或者是在第二前磨牙根尖的正下方

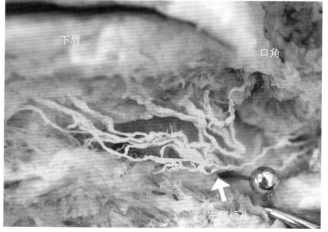

图4-20　颏神经
从左侧颏孔（大头针，⇧）穿出的颏神经（黄色）

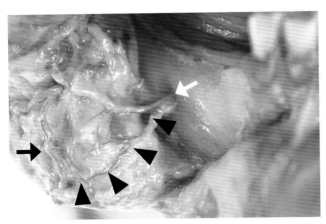

图4-21 与面动脉吻合
右侧颏孔（⇦）穿出的颏动脉和面动脉的分支下唇动脉（➡）
相吻合（◄）

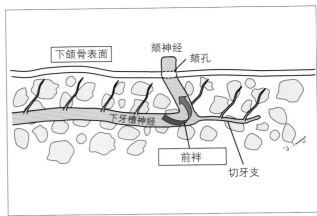

图4-22 前袢和切牙支

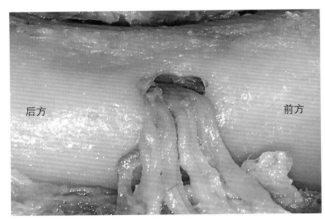

图4-23 颏神经、动脉
颏神经和动脉相比，神经绝对更为粗大

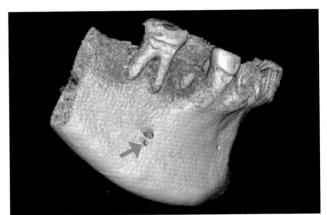

图4-24 副颏孔（➡）

（2）副颏孔

颏孔的变异之一是副颏孔（**图4-24**）。它位于颏孔周围，比颏孔小，在CT上可以确认其与下颌管相连续，多数情况下通过副颏孔的主要是神经纤维。副颏孔更多存在于颏孔的后方，但非常大的副颏孔则多与颏孔接近。

有人认为这种副颏孔是颏神经阻滞麻醉失败的原因，但这种观点尚未有确切的证据支持。但多数情况下，阻滞麻醉前会拍摄全景片，如果在全景片上发现左右颏孔的大小有明显差异，应该考虑到有副颏孔的存在，建议拍摄CBCT确认。

（3）颊下颌间隙（Bucco-mandibular Space）

笔者等人最新的研究中证明其存在的组织间隙，尚无正式的日文名称，它是从颏孔周围到后方存在的一个间隙。前方是颏肌或其侧方的肌束Incisivus Labii Inferioris Muscle（也尚无正式的中文名称，暂时称之为下唇切牙肌），上方为颊肌，后方为咬肌，内侧为下颌骨，外侧为降口角肌和降下唇肌等，间隙范围较大，以下唇切牙肌和颊肌之间的缝隙为入口，入口正下方就是颏孔（**图4-25**）。

另外，此间隙与颊间隙（含颊脂垫的间隙）之间以咬肌筋膜延长部分为边界。由于其内部广泛分布着疏松的结缔组织，一旦在颏孔附近注射药物，就会沿着这个间隙迅速扩散。找寻这个间隙的入口比较简单。下唇切牙肌的外侧缘和尖牙附近的颊系带是一致的，这个颊系带的远中就是间隙的入口（**图4-26**）。实际诊疗中，做浸润麻醉时可以看到磨牙区的颊侧黏膜有隆起（**图4-27**），这只是麻药在间隙中扩散开，并不是向骨内浸润。

※下颌的炎症扩散的时候，各位医生是否都看见过在相同位置有肿胀呢？

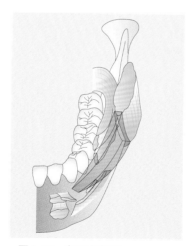

图4-25 颊下颌间隙

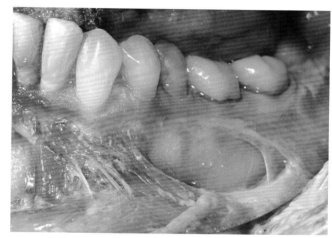

图4-26 颊下颌间隙的入口

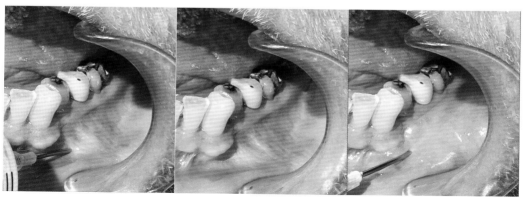

图4-27 颊下颌间隙内的药液浸润

下颌麻醉的循证

☑ 与上颌相比，下颌的麻醉往往更为困难，因此必须在术前确认麻醉起效，并根据需要进行辅助麻醉

☑ 了解麻醉的起效时间和随时间的变化，可以在诊疗中进行恰当的时间管理

☑ 掌握麻药之间的差异，可以根据情况选择最适合的麻药

与上颌相比，下颌的麻醉往往更难起效。在治疗过程中出现疼痛不仅会引起患者的不安，还会影响治疗本身的预后。术前应掌握判断麻醉是否起效的方法、牙髓麻醉的起效等待时长、麻醉效果随时间的变化等，这样可以帮助医生制订适当的治疗方案。这里主要讲述下颌神经阻滞麻醉的循证。

1. 麻醉起效的确认

判断阻滞麻醉是否起效的一个最有效方法是，在进行麻醉后15分钟以内用牙髓电活力测试（EPT）80挡，如果测试两次都没反应，就可以认为麻药起效，并可以持续60分钟。口腔治疗的单次预约时间在46～60分钟，麻醉效果的持续时间也是参考这个而设计的。

牙髓的麻醉起效不仅在口腔内科治疗中，在修复治疗中也非常重要。**表4-1**统计了下颌牙麻醉的成功率。重要的是，这些都是在对所有病例进行过麻醉注射后，确认了下唇的麻醉起效。麻醉的成功率在磨牙和前磨牙较高，在前牙区非常低。

表4-1　使用含10万倍肾上腺素的2%利多卡因进行下颌神经阻滞麻醉的成功率和失败率

牙位	成功率（%）	参考文献	失败率（%）	参考文献
第二磨牙	65	17～19, 22～24, 26, 27	17	17～20, 22, 32, 33, 35, 39
第一磨牙	51	13～19, 21～29, 34	23	15～20, 22, 32, 33, 35～37, 39
第二前磨牙	58	17～19, 21～24, 26, 27	19	17～20, 22, 32, 33
第一前磨牙	60	13～19, 21～29	21	14, 18, 20, 22, 32, 35, 39
尖牙	52	13, 34	32	13, 34
侧切牙	34	13～16, 18, 21～25, 27～29, 34	44	14～16, 18, 20, 22, 32～34, 38
中切牙	10	18, 22, 23, 27, 34	58	18, 20, 22, 32, 34, 38

成功指麻醉后15分钟之内，用EPT最强挡测试两次都没有反应，并持续60分钟的受试者
失败指麻醉后60分钟之内，用EPT最强挡测试两次中任意一次有反应的受试者

表4-2　下颌神经阻滞麻醉的牙髓麻醉起效等待时间

牙位	牙髓麻醉起效等待时间（分钟）	参考文献	麻醉起效延迟（%）	参考文献
第二磨牙	5.2	23, 24	12	17～20, 22
第一磨牙	9.2	13～16, 23～25	14	13～17, 22
第二前磨牙	9.5	23, 24	19	17, 22
第一前磨牙	9.9	14～16, 23, 24	20	14～16, 22
尖牙	18.6	13	20	13
侧切牙	13.8	13～16, 23～25	20	13～16, 22
中切牙	19.2	23	16	22

牙髓麻醉起效等待时间指麻醉后，到用EPT最强挡测试两次都没有反应为止的时间
麻醉起效延迟指麻醉15分钟后，用EPT最强挡测试没有反应的比例

另外，对于在进行麻醉后60分钟内，对连续EPT 80有反应的病例，则定义为麻醉失败。这样的患者在治疗中抱怨疼痛的可能性很高。

临床上可以用冷喷雾等代替EPT。

麻醉失败应该是所有临床医生都经历过的事情。麻醉不起效的时候应该怎样应对？仅用下颌孔位置的阻滞麻醉很难100%起效，因此有必要兼用以浸润麻醉为主的辅助麻醉（参考第6章）。

2. 牙髓麻醉起效等待时间

多数病例中，下颌神经阻滞麻醉5～19分钟后会出现牙髓麻醉。通常口唇的麻木会在4.5～6分钟时出现，因此牙髓麻醉要比口唇麻醉更迟出现。**表4-2**是对使用1.8mL含10万倍肾上腺素的2%利多卡因时的麻醉起效等待时间的汇总。可以看到前牙区的麻醉起效明显迟于磨牙区。

麻醉起效延迟的现象也不时被报告。麻醉起效延迟的定义是进行麻醉15分钟后EPT 80仍可以测到患者反应。**表4-2**中可以看到在下颌磨牙区有12%～20%的情况出现麻醉起效延迟，有报告称8%的患者在麻醉30分钟后才确认起效。很多医生应该碰到过一些患者尽管在治疗中会感到疼痛，但治疗完成后却说"麻药起效了"。在确认牙髓麻醉是否起效方面，冷测法也非常有效。

3. 麻醉时间过短

麻醉时间过短是指在治疗过程中麻醉不能持续起效，或由于不完全的牙髓麻醉出现疼痛等症状的情况。这可能与麻药对神经膜上的钠离子通道的遮蔽和开放效应有关，据报告在下颌有12%～20%的病例会出现这种情况。

表4-3　下颌神经阻滞麻醉的牙髓及软组织麻醉的持续时间（Fernandez等，2005；Hersh等，1995）

局麻药物（1.8mL）	牙髓麻醉	软组织麻醉
含10万倍肾上腺素的2%利多卡因	2小时24分钟	3小时以上
含5万倍肾上腺素的2%利多卡因	最少60分钟	无数据
含2万倍左旋异肾上腺素的2%甲哌卡因	最少60分钟	无数据
3%甲哌卡因	最少50分钟	3小时以上
含20万倍肾上腺素的4%丙胺卡因	最少60分钟	无数据
4%丙胺卡因	最少50分钟	3小时以上
含20万倍肾上腺素的0.5%布比卡因	3～4小时	8小时以上
含10万倍肾上腺素的4%阿替卡因	最少60分钟	无数据
含20万倍肾上腺素的4%阿替卡因	无数据	无数据

4. 麻醉持续时间

下颌神经阻滞麻醉的麻醉持续时间，大体上都是足够的。因此，一开始确认1.8mL含10万倍肾上腺素的2%利多卡因麻醉起效了，可以预计有2.5小时的麻醉持续时间。**表4-3**将各种麻药的持续时间做了归纳。

5. 麻醉效果随时间的变化

下颌磨牙、前磨牙、前牙中麻醉效果随时间变化如**图4-28**所示。与上文相同，麻醉起效的定义是EPT 80在60分钟之内无反应。

（1）第一、第二磨牙

从**图4-28**可以看到，多数病例在15分钟以内麻醉就会起效。然而，12%～20%的病例麻药起效会延迟，15分钟以后才会慢慢起效。麻醉持续时间都很长，短的也有1小时，但也不是100%。第二磨牙与第一磨牙的倾向基本相同，仅在牙髓麻醉率上略高。

（2）第一、第二前磨牙

与第一磨牙的倾向基本相同，仅在牙髓麻醉率上略高。

（3）前牙

尖牙的麻醉成功率低于前磨牙，切牙和侧切牙的麻醉成功率最低。

6. 软组织麻醉

下颌神经阻滞麻醉产生的软组织麻醉效果，通常可以通过探针测试下唇的黏膜反应来确认，但这种软组织麻醉并不一定代表获得了充分的牙髓麻醉。不过这仍然是确认下颌神经阻滞麻醉正确起效的重要指标之一。

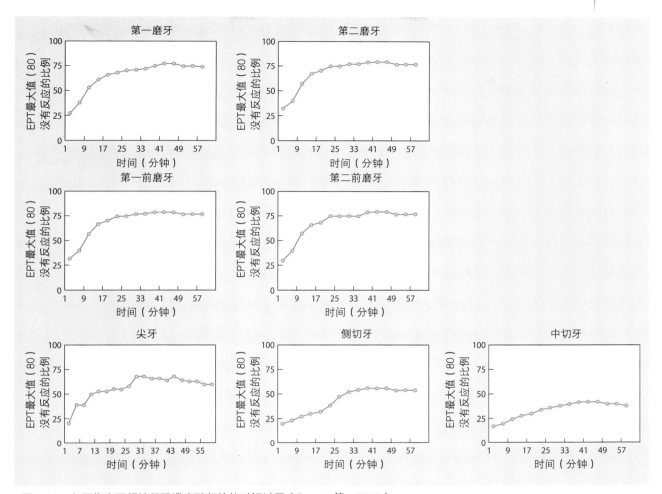

图4-28　各牙位在下颌神经阻滞麻醉起效的时间过程（Reader等，2016）
下颌神经阻滞麻醉后，各自用EPT最强挡测试在60分钟内没有反应的比例。所有麻醉均使用了1.8mL含10万倍肾上腺素的2%利多卡因

　　据说有经验的医生对下颌孔位置的阻滞麻醉也有不到10%的失败率，发现软组织没有麻醉，在开始治疗或继续治疗前，应该尽快进行再次麻醉。另外，即使是掌握解剖知识，采用正确术式所进行的下颌神经阻滞麻醉，也并不是所有患者都能获得确切的麻醉起效。

7. 下颌神经阻滞麻醉的失败（没有注射到正确的位置）

　　下颌神经阻滞麻醉失败被定义为在注射麻药后15分钟以内未出现下唇麻木的病例。下唇没有麻木，可以认为下颌神经阻滞麻醉没有切实做好，不能期待会出现牙髓麻醉。麻醉不起效多数的原因是麻药没有被注射到翼下颌间隙内。这里所说的"下颌神经阻滞麻醉失败"和"下颌神经阻滞麻醉的牙髓麻醉起效失败"不同，是指连软组织都没有起效的情况。

Malamed等将下颌神经阻滞麻醉的失败归因于不正确的注射进针位置及解剖学变异等。下颌神经阻滞麻醉失败多发生在经验不足的术者身上，但Krediet等认为熟练的术者也会发生这种失败。Fowler等对没有症状的2450位受试者进行了下颌神经阻滞麻醉，评估是否发生软组织麻醉。使用一支1.8mL含10万倍肾上腺素的2%利多卡因进行麻醉时是6%的失败率，而使用两支失败率则为4%。也就是说，用两支麻药可以降低失败率。

8. 下唇麻木的出现时间

使用一支1.8mL含10万倍肾上腺素的2%利多卡因进行下颌神经阻滞麻醉的时候，下唇麻木要经过4.5～6分钟才会出现。但如前所述，下唇麻木不一定意味着牙髓获得麻醉。

表4-3列出了各种麻药出现下唇麻木的时间。多数口腔医生认为使用3%甲哌卡因和4%丙胺卡因下唇麻木出现的时间要短于含10万倍肾上腺素的2%利多卡因，但Hersh等报告称3种麻药在此项观察上没有明显差异。因此，现有循证表明为了缩短下颌神经阻滞麻醉时口唇麻木的出现时间而使用不含肾上腺素的麻药是没有优势的。

9. 下颌神经阻滞麻醉造成的神经损伤

由于下颌神经阻滞麻醉而造成舌神经、下牙槽神经损伤的情况极为罕见。Pogrel等报告称其发生率在舌神经为1/26762，在下牙槽神经为1/160571。由上述数据可知，舌神经比下牙槽神经更容易受到损伤。然而，单独用下颌神经阻滞麻醉很难进行研究（这是包括了智齿拔除等操作在内的结果），所以实际的损伤频率不明。Krafft等在12104个病例中确认到有18例出现舌神经损伤，但其中的17例都在6个月内恢复正常。

据报告在进行下颌神经阻滞麻醉时，因为注射针触碰到下颌骨内侧面，会有60%～97%的概率造成注射针的尖端受损。另外Stacy等也报告这种受损针尖的倒刺形态会在拔针时带来神经损伤的可能性，所以提倡在做下颌神经阻滞麻醉时不让针尖触及骨面。不管怎样，下颌神经阻滞麻醉造成神经永久损伤的病例极为罕见。

10. 下颌神经阻滞麻醉产生的颊神经麻醉

不能常规期待在下颌孔位置的阻滞麻醉会产生颊侧牙龈和牙槽黏膜的麻醉。但是，Vreeland等使用1.8 ~ 3.6mL含肾上腺素的利多卡因进行下颌孔位置的阻滞麻醉时，发现会有30% ~ 63%的病例出现颊侧黏膜的麻醉。另外，Goldberg等也报告称使用3.6mL含10万倍肾上腺素的2%利多卡因进行麻醉时，会有81%的病例出现颊侧牙龈和牙槽黏膜的麻醉。

不论哪个报告都说明在下颌孔位置进行阻滞麻醉时，不是100%的病例都会出现颊侧牙龈和牙槽黏膜的麻醉，用这种阻滞麻醉方法来产生颊黏膜的麻醉是不充分的，特别是对于下颌磨牙区，必须要在阻滞麻醉的同时加用颊侧的浸润麻醉。

11. 回吸见血（Positive Aspiration）

注射麻药前的回吸，可以防范将麻药注入血管内而产生的副作用。据报告，下颌神经阻滞麻醉中会有4% ~ 16%的病例发生回吸见血的情况。

12. 下颌神经阻滞麻醉使用麻药的比较讨论

作为下颌神经阻滞麻醉的麻药，有的医生会联合使用3%甲哌卡因和含肾上腺素的利多卡因。由于3%甲哌卡因不含肾上腺素，所以其pH较高，这样到达神经的麻药分子就会更多。但是，也有报告认为在下颌神经阻滞麻醉中3%甲哌卡因和含10万倍肾上腺素的2%利多卡因有相同的效果。也就是说，根据现有的循证，并不特别推荐将上述3%甲哌卡因和2%利多卡因这两种酰胺类麻药联合使用。

另外，也有理论认为在下颌神经阻滞麻醉中一开始使用3%甲哌卡因，会减轻注射时的疼痛，麻醉起效更快，麻醉成功率更高。然而，Reader等对比了3%甲哌卡因和含10万倍肾上腺素的2%利多卡因在注射时的疼痛，麻醉起效等待时间及麻醉成功率等数据，得出两种药物基本相同的结论。

13. 下颌神经阻滞麻醉使用麻药剂量的比较讨论

Al Reader等的调查，下颌神经阻滞麻醉在没有症状的病例中，用一支的失败率是6.3%，用两支的失败率是3.8%。在不可逆性牙髓炎的病例中，用一支的失败率是7.7%，用两支的失败率是2.3%。也就是说，没有症状或不可逆性牙髓炎等需要紧急处置的病例中，使用两支麻药的成功率要显著高于使用一支麻药。

14. 长时间型麻药

（1）布比卡因和利多卡因

在口腔外科、口腔内科、牙周治疗等领域都有使用布比卡因和利多卡因的临床研究。Fernandez等对含20万倍肾上腺素的0.5%布比卡因和含10万倍肾上腺素的2%利多卡因在下颌神经阻滞麻醉中进行了比较。其结果认为在第一磨牙两者具有同样的麻醉起效率；而在第二磨牙和前磨牙、侧切牙的位置，布比卡因的起效率较低。布比卡因的起效率低的一个原因是其牙髓麻醉的起效比较慢。但布比卡因的牙髓麻醉时间平均可以持续4小时，而利多卡因则是2小时24分钟。

和牙髓麻醉一样，布比卡因造成的下唇麻木的时间也明显更长。下颌神经阻滞麻醉导致的口唇麻木要比牙髓麻醉持续更长的时间，但口唇麻木的时间长并没有什么好处。相反，这种麻醉效果延长会导致吃饭或说话时发生口唇外伤的术后并发症。

（2）阿替卡因

阿替卡因是2000年4月在美国获得认可的局麻药物。美国现在使用的是4%阿替卡因。这种药物虽然被分类为酰胺类，但与其他有苯环的酰胺类药物不同，阿替卡因有的是噻吩环。阿替卡因比利多卡因有更短的半衰期。现在，有很多对比阿替卡因和利多卡因药效的论文。由于日本目前尚未认可这种药物，暂时也没有要认可的迹象，因此对这部分本书不做讨论。

下颌麻醉的技巧

> **要点**
>
> ☑下颌麻醉推荐使用阻滞麻醉，了解其技巧和循证可以在临床上判断应用时机
> ☑下颌神经阻滞麻醉，可以对包括下颌牙齿牙髓在内的大范围进行麻醉
> ☑下颌的浸润麻醉最多可以被当作辅助麻醉来使用

口腔医生们最常遇到的麻醉失败是下颌磨牙的牙髓麻醉。美国等口腔医疗发达的国家，在下颌磨牙麻醉时会首选下颌神经阻滞麻醉（Inferior Alveolar Nerve Block，IANB），但对有症状的不可逆性牙髓炎，在下颌神经阻滞麻醉后，都会常规采用浸润麻醉或牙槽骨内麻醉作为辅助麻醉。另外，除了下颌孔位置的阻滞麻醉，也有文献推荐做Gow-Gates法或Akinosi法的阻滞麻醉。

关于下颌神经阻滞麻醉，有很多人会提到其偶发症状，但如果理解了正确的操作技巧和解剖知识，偶发症状出现的概率极低。这里以下颌孔位置的阻滞麻醉为中心，对下颌麻醉的技巧及偶发症状做以介绍。

1. 阻滞麻醉（神经阻滞）和浸润麻醉的定义

阻滞麻醉一般是指在远离手术部位的较大神经主干处注入麻药，一次注射使神经主干支配区域（比麻醉位点更靠末梢的区域）的牙齿或软组织获得麻醉的方法。而浸润麻醉是利用麻醉的浸润效果，对手术区域周边的软硬组织和牙髓等进行麻醉的方法。

在理解局麻的基础上，必须明确区分这两个术语（**图4-29**）。

2. 下颌孔位置阻滞麻醉的临床技巧和循证

以下对下颌孔位置阻滞麻醉的临床技巧和循证进行介绍。

（1）下颌孔位置阻滞麻醉的麻醉范围

下颌孔位置的阻滞麻醉会将下牙槽神经、颊神经以及大部分舌神经支配的区域麻醉。具体来说麻醉包括：到中线为止的单侧下颌牙齿、下唇及前磨牙和前牙区的颊侧牙龈与牙槽黏膜、舌侧牙龈和牙槽黏膜、口底和舌体前2/3（**图4-30**）。

（2）下颌孔位置阻滞麻醉的技术思考点

进针点：下颌孔传导麻醉的进针点在翼下颌皱襞的稍外侧，比喙突最凹陷处高2~3mm的内斜线之内（**图4-31**）。

进针方向：将注射针从翼下颌皱襞旁边刺穿黏膜，贯穿颊肌，到达翼下颌间隙。此时针尖在翼内肌、舌神经、蝶下颌韧带外侧，在下颌孔上方。

注射药液的位置：离开下颌支内侧面1mm，在下颌孔上方。

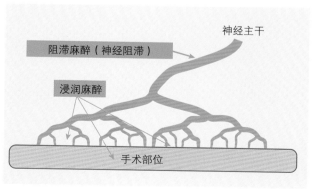

图4-29　阻滞麻醉（神经阻滞）和浸润麻醉

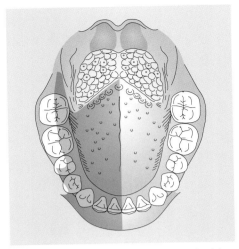

图4-30 下颌孔位置阻滞麻醉的麻醉起效范围

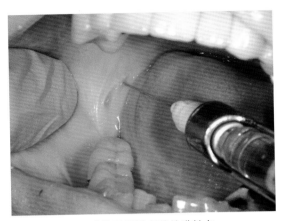

图4-31 下颌孔位置阻滞麻醉的进针点

（3）下颌孔位置阻滞麻醉的步骤介绍

注射针的选择： 比起浸润麻醉，阻滞麻醉必须进针更深，还要做回吸确认是否有血，因此推荐25G的注射针。但是，为了将进针时的疼痛尽量减少，临床中多使用27G。据报告其安全性也完全没有问题。

注射技术： 为确认进针部位，敞开视野，需要向外牵拉颊黏膜。需要注意的是如果过度牵拉，软组织的标志位置会发生变化。维持黏膜紧张的状态下，将手指或口镜保持在下颌支前缘或内斜线处大约喙突的深度上。在内斜线部位放置手指时，进针点和手指非常接近，所以需要注意针刺等问题。注射器放置到对侧前磨牙的位置，保持与咬合平面平行，进针到触及骨面。感知到触及骨面后，将注射针回撤1mm左右，确认有无回吸带血。理想中，最好用1分钟以上的时间将1.5mL（约3/4管）麻药注射到该部位，应避免注入过量的麻药。注射后应沿着与进针时同样的角度退出注射针，尽量减少损伤。

（4）改良方法和替代法

如前所述，由于解剖变异的存在，我们作为临床医生需要经常根据患者个体差异将麻醉的技术进行调整。下颌孔位置的阻滞麻醉中，经常出现的问题是触及骨面的感觉来自磨牙后窝（下颌支前缘下方）（**图4-32**）。如此一来，注射针刺入后会很快触碰到骨面，这很可能是由于进针位置过低或距离翼下颌皱襞外侧太远所致。此时，应再次确认解剖标志点，重新考虑进针点的位置。

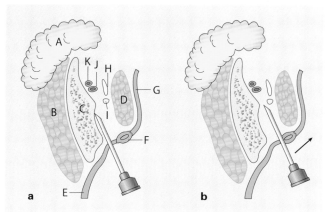

图4–32　下颌孔位置阻滞麻醉的注射针插入图解

（a：注射针与骨面过早接触；b：理想的进针方向，深度。A：腮腺；B：咬肌；C：下颌支；D：翼内肌；E：颊肌；F：翼下颌韧带；G：咽上缩肌；H：蝶下颌韧带；I：舌神经；J：下牙槽神经；K：下牙槽动静脉）

※颊神经麻醉的出现率：
GG法和VA法与下颌孔位置的阻滞麻醉不同，从理论上讲是可以同时麻醉颊神经的，应该不必做追加麻醉颊神经的操作。Goldberg等报告称在使用3.6mL含10万倍肾上腺素的2%利多卡因时，发现GG法出现颊神经麻醉的概率是84%，而VA法是80%。以前也有研究表示GG法产生颊神经麻醉的概率是62%～89%，而在VA法是71%～80%。GG法和VA法都是从颊神经走行的下颌支前缘经过，如果一边注射麻药一边进针，或在高位注射麻药，就可以使麻药到达颊神经，产生颊神经的麻醉起效。但不论是GG法还是VA法都不保证有100%的颊神经麻醉出现，如果需要对颊神经支配区域做麻醉，则需要另行对颊侧做浸润麻醉。

进针后，在预计深度一半就触及骨面的时候，应该将注射器稍微转向前牙区，再继续进针。如果没有骨阻挡了，就稍微进针后再将注射器转回前磨牙上方，再继续进针，直到在合适的部位触及骨面。如果是未能触及骨面的情况，就将上述操作反过来，把注射器向磨牙区上部转动，拉开角度，进针到触及骨面为止。触及骨面是临床中的解剖终止点，如果无法触及骨面，就要检查进针的位置、角度、深度，做出改变。下颌孔位置阻滞麻醉的代表性改良方法有Gow-Gates法（GG法；**图4-33～图4-35**）、Akinosi法（VA法；**图4-36**）。以下就这两种方法的技术做以说明。

与下颌孔位置的阻滞麻醉一样，GG法也是麻醉下颌单侧多颗牙齿的方法。Gow-Gates声称真正能阻滞下颌神经，应该常规使用的方法是GG法，而并不是下颌孔位置的阻滞麻醉法。但是并没有GG法优于下颌孔位置阻滞麻醉的证据。

另外，Akinosi在1977年提出了新的下颌麻醉方法，由于Vazirani曾在1960年报告过同样的麻醉法，因此也称之为Vazirani-Akinosi法。Goldberg等使用3.6mL含10万倍肾上腺素的2%利多卡因，对下颌孔位置的阻滞麻醉法、GG法、VA法三者的牙髓麻醉效果做了比较。就3种方法在下唇麻木的出现情况而言，其牙髓麻醉的效果是相同的。但是，与下颌孔位置的阻滞麻醉相比，GG法和VA法的麻醉起效较慢，总体来说，GG法和VA法都不是能取代下颌孔位置阻滞麻醉的方法。

如果患者有张口困难、张口度不足的情况，VA法更为有效。GG法和VA法在注射时的疼痛要大于下颌孔位置的阻滞麻醉。Nist等对有症状的不可逆性牙髓炎的下颌第一磨牙进行GG法和VA法阻滞麻醉时，发现较难获得充分的牙髓麻醉，结论是两者都必须要附加辅助麻醉。

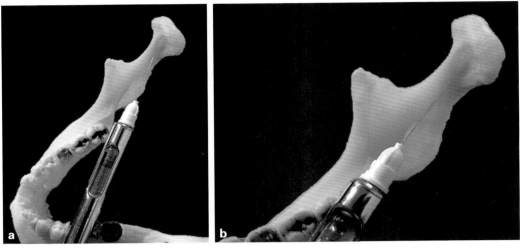

图4-33 GG法的注射针位置（a）和放大图（b）

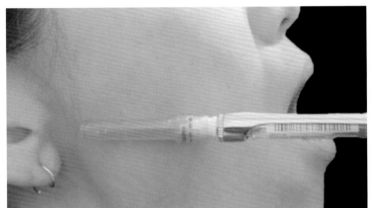

图4-34 GG法的注射进针方向

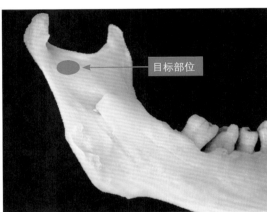

目标部位

图4-35 GG法的目标部位

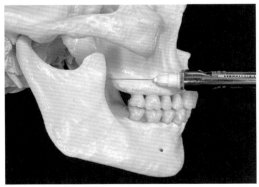
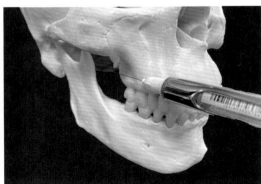

图4-36 VA法的注射进针方向

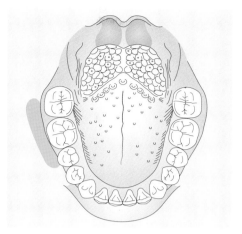

图4-37　颊侧麻醉的范围

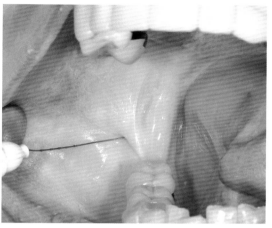

图4-38　颊侧麻醉的注射进针点

（5）颊侧牙龈牙槽黏膜的追加麻醉（到目前为止认为可以做颊神经阻滞麻醉的麻醉方法）

如前所述，下颌孔位置的阻滞麻醉有时无法麻醉下颌磨牙区的牙龈和牙槽黏膜，所以推荐在伴有颊侧黏膜创伤的操作时并用颊侧浸润麻醉。如第1章所说，到目前为止的口腔教材中描述的颊神经走行都只是颊神经的分支走行，所以不能认为是对颊神经做了阻滞麻醉，而是浸润麻醉。但是，知道一直以来使用的方法也很重要，这里就按照过去的颊神经阻滞麻醉来记载。再重复一遍，这种麻醉只是浸润麻醉的效果，所以不用管针的正确位置，只要在需要麻醉的部位周围进针即可。

· **麻醉范围**

单侧下颌磨牙颊侧牙龈和牙槽黏膜（**图4-37**）。

· **技术思考点**

进针点：在最远中磨牙的颊侧远中的颊黏膜区进针（**图4-38**）。

进针方向：颊黏膜非常薄，进针深度也不用很深，用手指或口镜牵拉，沿着咬合平面缓慢前进。进针深度为3～4mm，要将针尖斜面完全插入黏膜才能准确注射药液。

注射药液的部位：将注射针朝向下颌支的外侧，比外斜线更稍靠外的方向前进。与下颌孔位置的阻滞麻醉一样，在确认回吸无血后，注射0.2～0.3mL麻药（**图4-39**）。

（6）颊神经阻滞麻醉

从理论上说，颊神经阻滞麻醉是以末梢的软组织为目标来进行麻醉的，并不会造成牙髓麻醉。然而，关于牙髓麻醉，Nist等、Joyce等和Whitworth等都报告了仅进行颊神经阻滞麻醉会导致前磨牙区的牙髓麻醉起效。麻醉持续时间在20～30分钟。另外，Nist等和Whitworth等也认为仅靠这种阻滞麻醉，无法使下颌侧切牙和中切牙获得

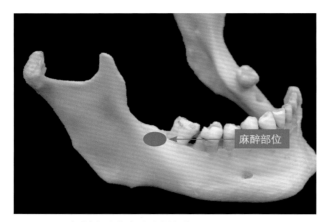

图4-39　颊侧麻醉的麻药注射部位

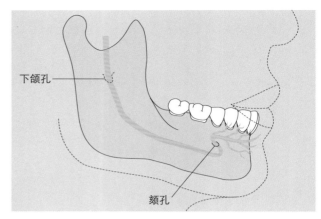

图4-40　颏神经的分布

充分麻醉。

　　这种颏神经阻滞麻醉最多只是对颏孔之外的末梢神经支配的软组织（口唇及颏部皮肤等）进行了麻醉。因此，临床上不会使用颏神经阻滞麻醉来进行牙髓麻醉。日常的临床中对同区域进行牙髓麻醉时，会采用浸润麻醉，决不能期望麻药从颏孔逆流进去到达牙髓。

　　而口唇及颏部皮肤等位置一般不在口腔的操作范围内，因此这种阻滞麻醉方法在平时临床中的实用性存在疑问。

· 麻醉范围

　　颏神经支配的下颌前牙到前磨牙区的颊侧牙龈牙槽黏膜、下唇、颏孔近中侧的下颌皮肤（**图4-40**）。

· 技术思考点

　　进针点：通过术前的X线片等确认颏孔的位置。也可以通过触摸颏孔处的凹陷来感知，但按压这个区域会产生轻度的疼痛和不适感。进针点应放在颏孔上方的牙槽黏膜上（**图4-41**）。

　　进针方向：从进针点朝向颏孔上方缓慢进针。

　　注射药液的部位：在颏孔的稍上方注射药液（**图4-42**）。

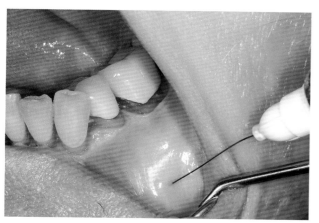

图4-41 颏神经阻滞麻醉的注射进针点

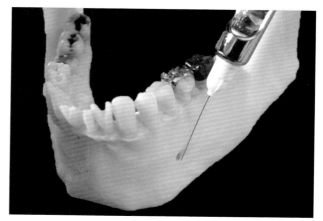

图4-42 颏神经阻滞麻醉的注射进针部位

（7）利多卡因的浸润麻醉

有报告认为仅用利多卡因在颊侧和舌侧进行浸润麻醉很难获得牙髓麻醉起效。

Meechan等在下颌第一磨牙颊舌侧使用1.8mL含10万倍肾上腺素的2%利多卡因进行浸润麻醉后，获得了32%～39%的牙髓麻醉（在英国的研究）。仅靠浸润麻醉，下颌牙髓麻醉的起效率非常低，因此可以将浸润麻醉或牙槽骨麻醉、牙周膜麻醉等作为辅助麻醉来使用。关于辅助麻醉，将在第6章进行详细介绍。

参考文献

[1] Benninger B, Lee BI. Clinical importance of morphology and nomenclature of distal attachment of temporalis tendon. J Oral Maxillofac Surg. 2012; 70(3): 557-561.

[2] Iwanaga J. The clinical view for dissection of the lingual nerve with application to minimizing iatrogenic injury. Clin Anat. 2017; 30(4): 467-469.

[3] Blacher J, et al. Variation in location of the mandibular foramen/inferior alveolar nerve complex given anatomic landmarks using cone-beam computed tomographic scans. J Endod. 2016; 42(3): 393-396.

[4] 上條雍彦. 口腔解剖学. アナトーム社，1969.

[5] Motamedi MH, et al. Anthropomorphic assessment of the retromolar foramen and retromolar nerve: anomaly or variation of normal anatomy? Int J Oral Maxillofac Surg. 2016; 45(2): 241-244.

[6] Filo K, et al. The inferior alveolar nerve's loop at the mental foramen and its implications for surgery. J Am Dent Assoc. 2014; 145(3): 260-269.

[7] Kilic C, et al. The position of the mandibular canal and histologic feature of the inferior alveolar nerve. Clin Anat. 2010; 23(1): 34-42.

[8] Iwanaga J, et al. Accessory mental foramina and nerves: Application to periodontal, periapical, and implant surgery. Clin Anat. 2016; 29(4): 493-501.

[9] Naitoh M, et al. Demonstration of the accessory mental foramen using rotational panoramic

radiography compared with cone-beam computed tomography. Clin Oral Implants Res. 2011; 22(12): 1415-1419.

[10] Iwanaga J, et al. A new space of the face: The bucco-mandibular space. Clin Anat. 2017; 30(7): 958-962.

[11] Iwanaga J, et al. Clinical anatomy of the frenulum of the oral vestibule. Cureus. 2017; 9(6): e1410.

[12] Kaufman E, et al. Difficulties in achieving local anesthesia. J Am Dent Assoc. 1984; 108(2): 205-208.

[13] Vreeland DL, et al. An evaluation of volumes and concentrations of lidocaine in human inferior alveolar nerve block. J Endod. 1989; 15(1): 6-12.

[14] Hinkley SA, et al. An evaluation of 4% prilocaine with 1:200,000 epinephrine and 2% mepivacaine with 1:20,000 levonordefrin compared with 2% lidocaine with:100,000 epinephrine for inferior alveolar nerve block. Anesth Prog. 1991; 38(3): 84-89.

[15] McLean C, et al. An evaluation of 4% prilocaine and 3% mepivacaine compared with 2% lidocaine (1:100,000 epinephrine) for inferior alveolar nerve block. J Endod. 1993; 19(3): 146-150.

[16] Chaney MA, et al. An evaluation of lidocaine hydrocarbonate compared with lidocaine hydrochloride for inferior alveolar nerve block. Anesth Prog. 1991; 38(6): 212-216.

[17] Dunbar D, et al. Anesthetic efficacy of the intraosseous injection after an inferior alveolar nerve block. J Endod. 1996; 22(9): 481-486.

[18] Nist RA, et al. An evaluation of the incisive nerve block and combination inferior alveolar and incisive nerve blocks in mandibular anesthesia. J Endod. 1992; 18(9): 455-459.

[19] Childers M, et al. Anesthetic efficacy of the periodontal ligament injection after an inferior alveolar nerve block. J Endod. 1996; 22(6): 317-320.

[20] Clark S, et al. Anesthetic efficacy of the mylohyoid nerve block and combination inferior alveolar nerve block/mylohyoid nerve block. Oral Surg Oral Med Oral Pathol Oral Radiol Endod. 1999; 87(5): 557-563.

[21] Nusstein J, et al. Anesthetic efficacy of different volumes of lidocaine with epinephrine for inferior alveolar nerve blocks. Gen Dent. 2002; 50(4): 372-375; quiz 376-377.

[22] Mikesell P, et al. A comparison of articaine and lidocaine for inferior alveolar nerve blocks. J Endod. 2005; 31(4): 265-270.

[23] Steinkruger G, et al. The significance of needle bevel orientation in achieving a successful inferior alveolar nerve block. J Am Dent Assoc. 2006; 137(12): 1685-1691.

[24] Fernandez C, et al. A prospective, randomized, double-blind comparison of bupivacaine and lidocaine for inferior alveolar nerve blocks. J Endod. 2005; 31(7): 499-503.

[25] Goldberg S, et al. Comparison of the anesthetic efficacy of the conventional inferior alveolar, Gow-Gates, and Vazirani-Akinosi techniques. J Endod. 2008; 34(11): 1306-1311.

[26] Foster W, et al. Anesthetic efficacy of buccal and lingual infiltrations of lidocaine following an inferior alveolar nerve block in mandibular posterior teeth. Anesth Prog. 2007; 54(4): 163-169.

[27] Goodman A, et al. Anesthetic efficacy of lidocaine/meperidine for inferior alveolar nerve blocks. Anesth Prog. 2006; 53(4): 131-139.

[28] Simon F, et al. A prospective, randomized single-blind study of the anesthetic efficacy of the inferior alveolar nerve block administered with a peripheral nerve stimulator. J Endod. 2010; 36(3): 429-433.

[29] Wali M, et al. Prospective, randomized single-blind study of the anesthetic efficacy of 1.8 and 3.6 milliliters of 2% lidocaine with 1:50,000 epinephrine for inferior alveolar nerve block. J Endod. 2010; 36(9): 1459-1462.

[30] Lai TN, et al. Evaluation of mandibular block using a standardized method. Oral Surg Oral Med Oral Pathol Oral Radiol Endod. 2006; 102(4): 462-468.

[31] American Dental Association Survey Center. Snapshots of American dentistry: Appointment length. ADA News. 2009; 40(16): 4.

[32] Hannan L, et al. The use of ultrasound for guiding needle placement for inferior alveolar nerve blocks. Oral Surg Oral Med Oral Pathol Oral Radiol Endod. 1999; 87(6): 658-665.

[33] Ridenour S, et al. Anesthetic efficacy of a combination of hyaluronidase and lidocaine with epinephrine in inferior alveolar nerve blocks. Anesth Prog. 2001; 48(1): 9-15.

[34] Clark K, et al. Anesthetic efficacy of an infiltration in mandibular anterior teeth following an inferior alveolar nerve block. Anesth Prog. 2002; 49(2): 49-55.

[35] Reitz J, et al. Anesthetic efficacy of the intraosseous injection of 0.9 mL of 2% lidocaine (1:100,000 epinephrine) to augment an inferior alveolar nerve block. Oral Surg Oral Med Oral Pathol Oral Radiol Endod. 1998; 86(5): 516-523.

[36] Stabile P, et al. Anesthetic efficacy and heart rate effects of the intraosseous injection of 1.5% etidocaine (1:200,000 epinephrine) after an inferior alveolar nerve block. Oral Surg Oral Med Oral Pathol Oral Radiol Endod. 2000; 89(4): 407-411.

[37] Gallatin E, et al. Anesthetic efficacy and heart rate effects of the intraosseous injection of 3% mepivacaine after an inferior alveolar nerve block. Oral Surg Oral Med Oral Pathol Oral Radiol Endod. 2000; 89(1): 83-87.

[38] Yonchak T, et al. Anesthetic efficacy of unilateral and bilateral inferior alveolar nerve blocks to determine cross innervation in anterior teeth. Oral Surg Oral Med Oral Pathol Oral Radiol Endod. 2001; 92(2): 132-135.

[39] Guglielmo A, et al. Anesthetic efficacy and heart rate effects of the supplemental intraosseous injection of 2% mepivacaine with 1:20,000 levonordefrin. Oral Surg Oral Med Oral Pathol Oral Radiol Endod. 1999; 87(3): 284-293.

[40] Agren E, Danielsson K. Conduction block analgesia in the mandible. A comparative investigation of the techniques of Fischer and Gow-Gates. Swed Dent J. 1981; 5(3): 81-89.

[41] Hersh EV, et al. Assessing the duration of mandibular soft tissue anesthesia. J Am Dent Assoc. 1995; 126(11): 1531-1536.

[42] Fowler S, et al. Incidence of missed inferior alveolar nerve blocks in vital asymptomatic subjects and in patients with symptomatic irreversible pulpitis. J Endod. 2015; 41(5): 637-639.

[43] Malamed S. Handbook of local anesthesia. 6th ed. Mosby, 2012: 387.

[44] Krediet AC, et al. Intraneural or extraneural: diagnostic accuracy of ultrasound assessment for localizing low-volume injection. Reg Anesth Pain Med. 2014; 39(5): 409-413.

[45] Brownbill JW, et al. Comparison of inferior dental nerve block injections in child patients using 30-gauge and 25-gauge short needles. Anesth Prog. 1987; 34(6): 215-219.

[46] Vasconcellos RJ, et al. Influence of local anesthethics with adrenalina 1:100.000 in basic vital constants during third molar surgery. Med Oral Patol Oral Cir Bucal. 2008; 13(7): E431-E437.

[47] Danielsson K, et al. Aspiration in oral local anaesthesia. Frequency of blood in cartridges in an undergraduate student material. Swed Dent J. 1984; 8(6): 265-269.

[48] Kuster CG, Udin RD. Frequency of accidental intravascular injection of local anesthetics in children. ASDC J Dent Child. 1985; 52(3): 183-187.

[49] Delgado-Molina E, et al. Comparative study of different syringes in positive aspiration during inferior alveolar nerve block. Oral Surg Oral Med Oral Pathol Oral Radiol Endod. 1999; 88(5): 557-560.

[50] Delgado-Molina E, et al. Evaluation and comparison of 2 needle models in terms of blood aspiration during truncal block of the inferior alveolar nerve. J Oral Maxillofac Surg. 2003; 61(9): 1011-1015.

[51] Dunsky JL, Moore PA. Long-acting local anesthetics: a comparison of bupivacaine and

etidocaine in endodontics. J Endod. 1984; 10(9): 457-460.

[52] Moore PA, Dunsky JL. Bupivacaine anesthesia--a clinical trial for endodontic therapy. Oral Surg Oral Med Oral Pathol. 1983; 55(2): 176-179.

[53] Pogrel MA, Thamby S. Permanent nerve involvement resulting from inferior alveolar nerve blocks. J Am Dent Assoc. 2000; 131(7): 901-907.

[54] Krafft TC, Hickel R. Clinical investigation into the incidence of direct damage to the lingual nerve caused by local anaesthesia. J Craniomaxillofac Surg. 1994; 22(5): 294-296.

[55] Stacy GC, Hajjar G. Barbed needle and inexplicable paresthesias and trismus after dental regional anesthesia. Oral Surg Oral Med Oral Pathol. 1994; 77(6): 585-588.

[56] Lammers E, et al. Does the combination of 3% mepivacaine plain plus 2% lidocaine with epinephrine improve anesthesia and reduce the pain of anesthetic injection for the inferior alveolar nerve block? A prospective, randomized, double-blind study. J Endod. 2014; 40(9): 1287-1292.

[57] Fowler S, et al. Incidence of missed inferior alveolar nerve blocks in vital asymptomatic subjects and in patients with symptomatic irreversible pulpitis. J Endod. 2015; 41(5): 637-639.

[58] Reader A, et al. Successful local anesthesia for restorative dentistry and endodontics. 2nd ed. Quintessence Publishing, 2016; 53,54.

[59] Gow-Gates GA. Mandibular conduction anesthesia: a new technique using extraoral landmarks. Oral Surg Oral Med Oral Pathol. 1973; 36(3): 321-328.

[60] Akinosi JO. A new approach to the mandibular nerve block. Br J Oral Surg. 1977; 15(1): 83-87.

[61] Hamburg HL. Preliminary study of patient reaction to needle gauge. N Y State Dent J. 1972; 38(7): 425-426.

[62] Malamed S. Handbook of local anesthesia. 6th ed. Elsevier Mosby, 2012.

[63] Goldberg S, et al. Comparison of the anesthetic efficacy of the conventional inferior alveolar, Gow-Gates, and Vazirani-Akinosi techniques. J Endod. 2008; 34(11): 1306-1311.

[64] Click V, et al. Evaluation of the Gow-Gates and Vazirani-Akinosi techniques in patients with symptomatic irreversible pulpitis: a prospective randomized study. J Endod. 2015; 41(1): 16-21.

[65] Nist RA, et al. An evaluation of the incisive nerve block and combination inferior alveolar and incisive nerve blocks in mandibular anesthesia. J Endod. 1992; 18(9): 455-459.

[66] Joyce AP, Donnelly JC. Evaluation of the effectiveness and comfort of incisive nerve anesthesia given inside or outside the mental foramen. J Endod. 1993; 19(8): 409-411.

[67] Whitworth JM, et al. Influence of injection speed on the effectiveness of incisive/mental nerve block: a randomized, controlled, double-blind study in adult volunteers. J Endod. 2007; 33(10): 1149-1154.

[68] Haas DA, et al. Comparison of articaine and prilocaine anesthesia by infiltration in maxillary and mandibular arches. Anesth Prog. 1990; 37(5): 230-237.

[69] Haas DA, et al. Lack of differential effect by Ultracaine (articaine) and Citanest (prilocaine) in infiltration anaesthesia. J Can Dent Assoc. 1991; 57(3): 217-223.

[70] Yonchak T, et al. Anesthetic efficacy of infiltrations in mandibular anterior teeth. Anesth Prog. 2001; 48(2): 55-60.

[71] Meechan JG, Ledvinka JI. Pulpal anaesthesia for mandibular central incisor teeth: a comparison of infiltration and intraligamentary injections. Int Endod J. 2002; 35(7): 629-634.

[72] Meechan JG, et al. Pulpal anaesthesia for mandibular permanent first molar teeth: a double-blind randomized cross-over trial comparing buccal and buccal plus lingual infiltration injections in volunteers. Int Endod J. 2006; 39(10): 764-769.

[73] Kaufman E, et al. Difficulties in achieving local anesthesia. J Am Dent Assoc. 1984; 108(2): 205-208.

Chapter 5

第5章
上颌麻醉

上颌麻醉的临床解剖

☑上牙槽前神经、上牙槽中神经、上牙槽后神经支配同侧上颌所有牙齿的感觉
☑理解上颌颧突根部的形态是上牙槽后神经阻滞麻醉成功的关键
☑对于腭大孔的位置，与其死记硬背距离数值，不如实际触诊来确定

　　上颌的阻滞麻醉主要有3种：上牙槽后神经、腭大神经和鼻腭神经。

　　特别是上牙槽后神经，不是对某个孔，而是对一定范围的区域进行麻醉，所以很难想象。而且这个区域的骨（特别是上颌颧突根部、上颌骨后缘、蝶骨翼突外板）形态复杂，理解起来就更加困难。尤其是上颌颧突根部，这里是十分影响进针的一个结构，不过一旦理解了，就知道麻醉目标就在它的下方，所以关键就在于能否想象出颧骨的形态。而腭大神经和鼻腭神经的阻滞麻醉都是朝向一个孔来进行，只要能确定这个孔就不难完成麻醉。

　　这里我们重新审视一下上牙槽后神经阻滞麻醉所必须掌握的骨的解剖，为了能让各位理解上牙槽后神经是从哪里进入到上颌骨的，本章将从各个角度来进行观察。腭大孔是上颌骨和腭骨接缝处的开孔，触诊容易确定。本章将结合解剖变异对定位方法和进针注意事项等进行介绍。

1. 上牙槽后神经阻滞麻醉（Posterior Superior Alveolar Nerve Block）的临床解剖

　　与下牙槽神经支配同侧所有牙齿感觉一样，上牙槽神经（上牙槽前、中、后神经形成神经丛）也支配同侧上颌所有牙齿的感觉。其中，这里要特别介绍一下上牙槽后神经的解剖。

　　上牙槽后神经从上颌窦后壁向外侧壁绕行，对于口腔医生来说，这是考虑上牙感觉时非常重要的一个解剖结构，但也是最难想象的一个部位。为了理解上牙槽后神经从而指导这里的阻滞麻醉操作，首先要彻底掌握这部分的骨骼结构，在此之上再考虑神经的走行。

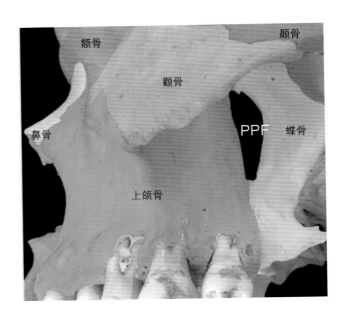

图5-1　翼腭窝的构成
PPF（Pterygopalatine Fossa）：翼腭窝

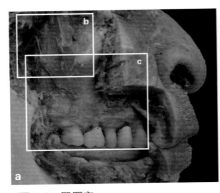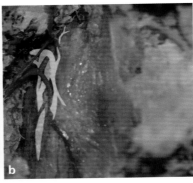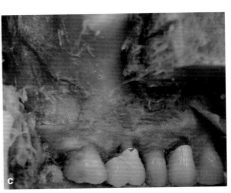

图5-2　翼腭窝
a：右侧上颌窦后壁
b：上牙槽后支从翼腭窝沿上颌窦后壁走行（黄色：神经；红色：动脉）
c：上颌窦壁上的上牙槽后动脉走行

（1）上牙槽后神经阻滞麻醉所必须了解的骨骼解剖

要理解上牙槽后神经，主要要弄清楚两块骨头——上颌骨和蝶骨。上颌骨的后端（上颌窦后壁）和蝶骨翼突外板的前缘构成了翼腭窝的入口（**图5-1**）。大家都知道蝶骨翼突外板的外侧面有翼外肌附着，但其实这条肌肉附着位置一直可以达到上颌骨和蝶骨交界处（翼上颌裂）。

（2）上牙槽后神经

上牙槽后神经是上颌神经从翼腭窝中发出的一个分支，也是阻滞麻醉的目标神经。上牙槽后神经从上颌骨后壁的牙槽孔（一般分为2~3支）进入上颌窦后壁（**图5-2**）。另外，进入牙槽孔后上牙槽后神经在牙槽管中向前下走行，与上牙槽中、前支（眶下神经的分支）共同形成上牙槽神经丛，从中再向上颌磨牙发出分支（**图5-3，图5-4**）。

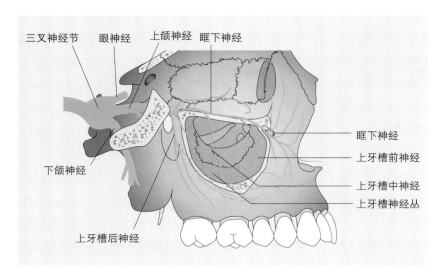

图5-3　上牙槽神经丛

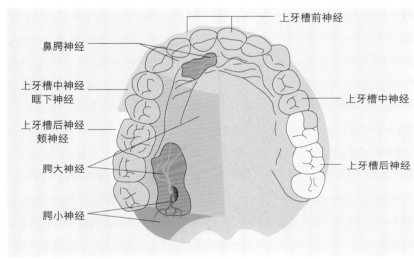

图5-4　上腭的神经支配区域
颊侧牙龈和黏膜的支配变异很多

在CBCT上很难观察到上牙槽神经丛，但牙槽管是在牙槽嵴上方20mm向前走行的。另外，在进入牙槽孔前分出的部分分支分布在磨牙颊侧的牙龈、牙槽黏膜上。上牙槽后神经的数目有各种变异，但由于其周边都是疏松的结缔组织，所以只要麻药到达神经周围，用浸润麻醉的效果也能完成阻滞麻醉。

临床中，由于解剖学上的限制，从后方或侧方接近上牙槽后神经是不可能的，因此实际做上牙槽后神经阻滞麻醉时，是在盲视下将针头刺到上颌窦后壁（翼腭窝附近）。最大的障碍是上颌骨的颧突下缘（**图5-5**）。因此，要了解颧骨隆突下缘的位置和形态，才能做好成功的麻醉。

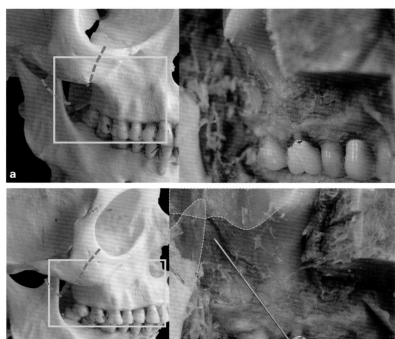

图5-5 到达上颌窦后壁

a：由于上颌颧突根部的阻碍，在实际中是很
难到达上颌窦后壁的（----为解剖标本中骨
的切除线）

b：针的位置与上颌颧突根部的位置关系

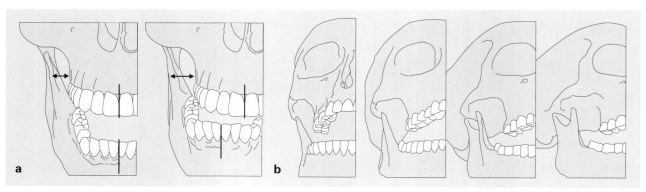

图5-6 下颌的侧移

让下颌侧移，可以确保进针空间（a：正面观；b：稍微从下方观察）

（3）上颌骨的颧突下缘

牙槽孔位于上颌骨的颧突下缘正后方的上颌骨后壁上，从外侧观察，可以很容
易看到。但在实际的口腔中，上颌骨的颧突下缘和下颌骨的喙突会挡住侧方的进针
角度，因此只能于口腔黏膜上用有限的角度进针进行麻醉。此时，让患者将下颌骨
向麻醉侧侧移会使进针空间变宽，对顺利完成上牙槽后神经阻滞麻醉很有帮助（**图
5-6**）。在没有熟悉临床操作前，应仔细观察模型和头骨标本，理解牙槽孔的大概位
置再开始麻醉。

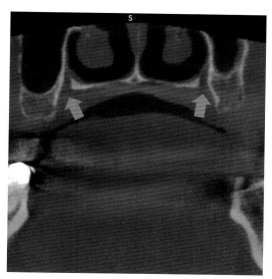

图5-7　腭大孔在上颌骨的牙槽嵴和腭骨水平板的交界处开口（ ↑ ）

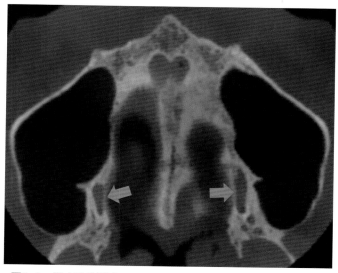

图5-8　腭大孔的形态

从下方观察腭大孔，开口呈前后向的长椭圆形（ ➡ ）

2. 腭大孔阻滞麻醉的临床解剖

腭大神经是位于翼腭窝内的翼腭神经节向下发出的一支，经腭大孔到硬腭。腭大孔是由上颌骨的腭大孔凹和腭骨的腭大孔凹拼合而成，是腭大管在硬腭上的开口，位于上颌骨牙槽嵴与腭骨水平板的交界处（**图5-7**）。腭大神经出腭大孔后向前走行，向腭黏膜和腭侧牙龈发出感觉神经，与切牙孔穿出的鼻腭神经相吻合。腭大神经比同名动脉走行位置更表浅。

（1）腭大孔开口处的形态

与牙槽骨嵴顶成约60°向前下方开口。因此，腭大孔的开口处是一个前后向的长椭圆形（**图5-8**）。

（2）水平位置

从腭中缝到腭大孔的水平距离，不同报告有细微差距，在14～17mm之间。在前后向上，很多文献描述了其与磨牙的位置关系，最多的描述为"第三磨牙的内侧"。但不同报告的条件各异，因此在第三磨牙埋伏或先天缺如的情况下，位置当然就会不同。作为大概的位置，可以认为是在"本来存在的最后一颗磨牙附近"。

（3）垂直位置

从釉牙骨质界到腭大神经血管束的垂直距离，根据上腭高度不同而不同，可以是17mm（上腭高者）、12mm（上腭中等者）、7mm（上腭较低者），这些数值也可以作为取腭侧软组织时的参考。腭大孔神经阻滞麻醉的进针点应该在上颌骨的垂直

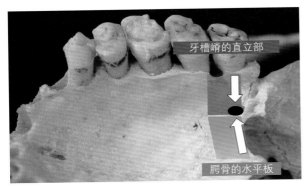

图5-9　腭大孔的位置

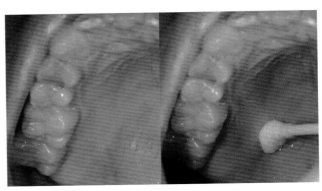

图5-10　腭大孔的定位方法

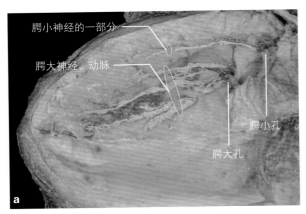

图5-11　腭小神经的变异

a：从腭小孔穿出的腭小神经的一部分向前走行，在腭大神经的外侧支的更外侧支配腭侧牙龈

b：麻醉位置过深不起作用的原因

部分和腭骨的水平板相交界处，这里是腭大孔开口的地方（**图5-9**）。也就是说沿着水平板向外侧撞到上颌牙槽嵴直立的部分时，其后方就是腭大孔。

（4）定位方法

参考上文所述，用棉棒或口镜手柄在腭骨和上颌骨的交界处寻找，会在第三磨牙或最远中的磨牙附近感知到一个凹陷。这里就是腭大孔的开口（**图5-10**）。

（5）上腭的神经分布

原则上，从腭大孔穿出的腭大神经支配硬腭，从腭小孔穿出的腭小神经支配软腭。腭大神经出腭大孔后沿着腭大沟向前走行，分为外侧支和内侧支，各自分布于硬腭。但是，上条指出有65%（51/78）的腭小神经有一部分神经纤维向前走行，在腭大神经的外侧支的更外侧支配磨牙区，有时甚至是前磨牙区的腭侧牙龈（**图5-11a**）。因此，在腭大孔中进针麻醉，就不会麻醉到这条神经，从而造成腭侧牙龈麻醉不起效的现象（**图5-11b**）。另外，腭大神经的最内侧支也有很多分布于软

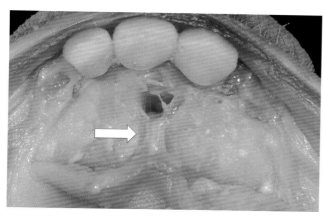

图5-12　从切牙孔穿出到上腭的鼻腭神经（⇨）

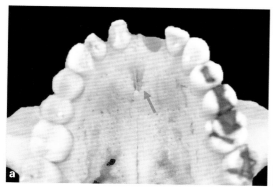

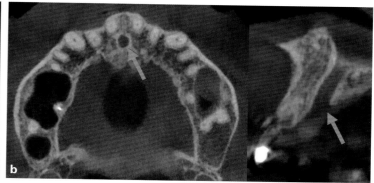

图5-13　切牙孔
a：单一的切牙孔（➡）
b：单一的切牙孔和切牙管（CBCT）

腭，在腭大孔深部进行麻醉，很多时候也会导致软腭部分麻痹。更进一步说，如果腭大神经和腭小神经的分叉距离上腭较近，在腭大管内进针过深将导致腭小神经麻醉，从而使软腭整体麻痹。

3. 鼻腭神经阻滞麻醉的临床解剖

鼻腭神经是上颌神经（V2）的一个分支，从翼腭窝穿过蝶腭孔沿着鼻中隔向前下方走行，通过切牙管在切牙孔穿出到腭前部，支配腭前部的牙龈、黏膜感觉（**图5-12**）。这里重要的是，切牙管在鼻腔侧的入口通常是左右对称存在的（上颌神经是成对的，进入鼻腔后也是在鼻中隔左右分别走行的）。

（1）切牙孔的形态

切牙孔在切牙乳头下方。通常是一个孔，鼻腭神经由此穿出上腭（**图5-13**）。多数情况下，鼻腭神经在鼻腔侧进入的是分为左右两根的切牙管（也有3根甚至更多的情况），它们在中途融为一根开口于切牙孔（**图5-14**）。也有从鼻腔侧到切牙孔间隔一直存在，切牙孔被分为左右两个的情况（**图5-15**）。

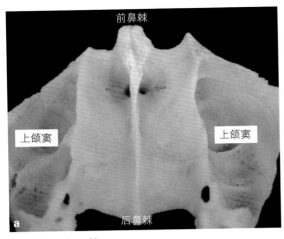

图5-14　切牙管

a：从鼻腔侧看到的切牙管入口。通常有两个以上（➡）

b：分为两根（⬆）在骨内走行的切牙管（CBCT）

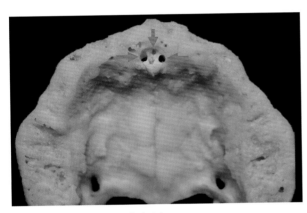

图5-15　复数的切牙孔（➡）

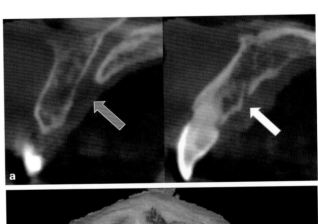

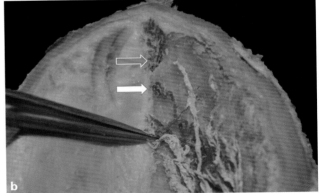

图5-16　副切牙管

a：有牙颌的切牙管（⬆）和副切牙管（⇧）的CBCT影像

b：无牙颌的切牙管（➡）和副切牙管（⇨）

（2）切牙管的变异

根据对儿童患者、干燥头骨、CBCT等的研究表明，有2%～22.3%的概率存在副切牙管。这种副切牙管可能存在鼻腭神经的分支和/或蝶腭动脉的分支（图5-16）。因此，有特别粗大的副切牙管存在时，仅在预定部位做鼻腭神经阻滞麻醉可能无法起效。这种情况下，追加浸润麻醉即可解决问题。

上颌麻醉的循证

◆ **要点**

☑ 众多证据表明在上颌最有用的麻醉是浸润麻醉

☑ 相对下颌孔位置的阻滞麻醉，上颌浸润麻醉的持续时间更短

☑ 理解药效增强（Augmentation）和快速耐受（Tachyphylaxis）可以更有效获得上颌的牙髓麻醉

　　临床上，上颌麻醉比下颌麻醉成功率更高。浸润麻醉和传导麻醉相比较时，多数文献认为**对上颌最有用的麻醉是浸润麻醉**。虽然这么说，但根据部位、麻药量、肾上腺素量、给药时机、麻药种类等的不同，可以期待的效果也不同。本节通过对上颌浸润麻醉的学习，考查对上颌最有效的浸润麻醉方法。

1. 麻醉起效的确认

　　在浸润麻醉中，不能以唇颊的感觉作为牙髓麻醉奏效的指标。而且，浸润麻醉后，患者咬合时感觉麻醉起作用了也不能作为麻醉起效的指标。牙髓麻醉起效的指标应该是牙髓电活力测试（EPT）和冷测法（Ice Test）。

　　本书中定义牙髓麻醉成功的标准为"用牙髓电活力测试仪以80挡的强度连续两次测试，患者没有感觉到刺激的情况"。用1.8mL以下的用量进行各种浸润麻醉时，上颌获得麻醉成功的数据为62%～100%。

2. 麻药量造成的麻醉效果差异

　　Brunetto等使用3种不同药量（0.6mL、0.9mL、1.2mL）的含10万倍肾上腺素的2%利多卡因在上颌尖牙区、颊侧前庭部做浸润麻醉。结果，在使用1.2mL时，比更少用量时获得了更快、更长、更确实的麻醉成功起效。但即使使用1.2mL，牙髓麻醉的保持时间也仅有60分钟。

3. 麻醉的成功率

　　表5-1是含10万倍肾上腺素的2%利多卡因1.8mL在上颌各牙位进行浸润麻醉时的成功率。结果显示含10万倍肾上腺素的2%利多卡因1.8mL可以获得87%～92%的高效麻醉成功，但也可以看出浸润麻醉对于不同牙位成功率存在差异。

表5-1 含10万倍肾上腺素的2%利多卡因1.8mL浸润麻醉的成功率（连续两次EPT 80的强度测试无反应的比例）（Reader等，2011）

牙位	成功率（%）
中切牙	87
侧切牙	90
第一前磨牙	92
第一磨牙	87

表5-2 含10万倍肾上腺素的2%利多卡因1.8mL浸润麻醉的麻醉起效时间（连续两次EPT 80的强度测试无反应的时长）（Reader等，2011）

牙位	到牙髓麻醉起效为止所用的时间（分钟）
侧切牙	3.6
第一前磨牙	2.3
第一磨牙	4.5

表5-3 含肾上腺素的2%利多卡因的麻醉持续时间（Reader等，2011）

局麻药物（1.8mL）	麻醉持续时间（分钟）	
	侧切牙	第一磨牙
含10万倍肾上腺素的2%利多卡因	30~35	45~50
含5万倍肾上腺素的2%利多卡因	45~50	50

4. 到牙髓麻醉起效为止所用的时间

表5-2是含10万倍肾上腺素的2%利多卡因1.8mL在上颌使用后，到牙髓麻醉起效为止所用的时间。根据不同牙位各有不同，但可见上颌牙齿的浸润麻醉在5分钟以内可以起效。

5. 肾上腺素的含量

表5-3显示的是含不同浓度肾上腺素的2%利多卡因的麻醉持续时间。数据表明，含10万倍肾上腺素的2%利多卡因上颌前牙区麻醉效果仅能维持30~35分钟，而磨牙区也仅能维持45~50分钟。

6. 麻醉效果随时间的变化

（1）上颌侧切牙

麻醉的成功率为90%，牙髓麻醉可以持续30分钟左右，其后渐渐效果减弱。从这可以看出，口腔医生要进行60分钟左右的上前牙治疗，多数患者可能会在30分钟左右感到疼痛（**图5-17a**）。

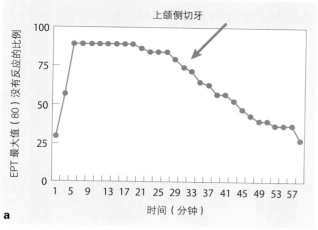

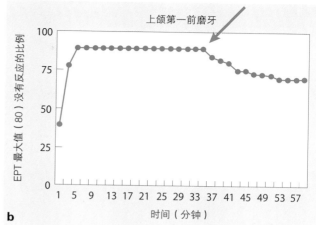

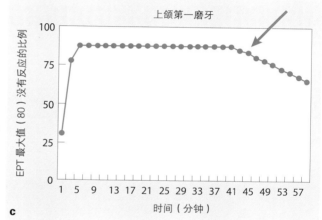

图5-17　含10万倍肾上腺素的2%利多卡因1.8mL的麻醉效果
（Mikesell等，2008）

a：上颌侧切牙。麻醉后30分钟（→）起开始感到疼痛的
可能性

b：上颌第一前磨牙。麻醉后37分钟（→）麻醉效果逐渐降低

c：上颌第一磨牙。浸润麻醉的效果可以持续45分钟（→）左右

（2）上颌第一前磨牙

浸润麻醉成功率和上颌侧切牙几乎相等，麻醉后37分钟开始麻醉效果逐渐降低
（**图5-17b**）。

（3）上颌第一磨牙

可以获得相同的成功率。相比其他部位，这里的麻醉持续时间最长，浸润麻醉
的效果可以持续45分钟左右（**图5-17c**）。

7. 阿替卡因与利多卡因

虽然日本尚未批准，但欧美在日常临床中经常使用阿替卡因（Septocaine）。**图
5-18**展示了阿替卡因和利多卡因的浸润麻醉的成功率与持续时间。在上颌侧切牙区
做比较时（**图5-18a**），阿替卡因比利多卡因有更高的成功率与更久的持续时间。然
而，在第一磨牙区对比时（**图5-18b**），阿替卡因和利多卡因有着几乎相同的成功
率与持续时间。

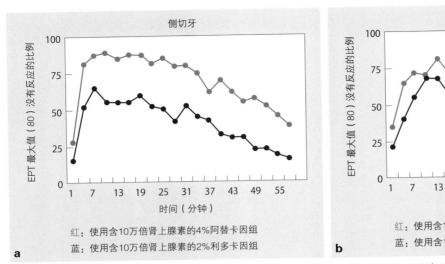
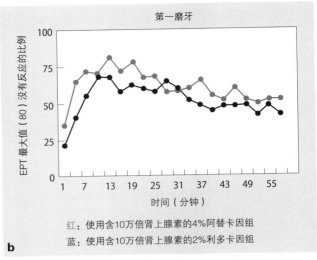

图5-18　含10万倍肾上腺素的4%阿替卡因和含10万倍肾上腺素的2%利多卡因的麻醉效果差异（Evans等，20081）

a：侧切牙。阿替卡因成功率更高

b：第一磨牙。麻醉效果未见差异

8. 如何延长麻醉持续时间

（1）增加麻醉剂量的情况

　　根据Mikesell等的报告，在使用含10万倍肾上腺素的2%利多卡因3.6mL和1.8mL的两组中，针对上颌侧切牙区，当进行浸润麻醉过后21分钟起，3.6mL用量组明显可以让麻醉效果持续更久。但即使是3.6mL用量组，在上颌侧切牙区也无法使麻醉效果维持60分钟（**图5-19a**）。对于上颌第一前磨牙和第一磨牙，相对于1.8mL组，3.6mL组在进行浸润麻醉过后49分钟起表现出更持久的麻醉效果（**图5-19b，c**）。

　　从这些数据可知，比起1.8mL组，3.6mL组可以明显让麻醉效果持续更久。但是，即使使用3.6mL，也无法让牙髓麻醉效果保持60分钟。另外通过**图5-19**的比较可知，前牙区比后牙区的麻醉效果减弱速度更快。

（2）增加肾上腺素含量的情况

　　Mason等的研究表明，肾上腺素为5万倍稀释的麻药要比10万倍的麻醉效果持续更长时间。但这种效果的差异只在侧切牙区的浸润麻醉时比较显著（**图5-20a**），在第一磨牙则未见明显差异（**图5-20b**）。而且即使是含5万倍肾上腺素的利多卡因持续效果也不能达到60分钟。

（3）两次浸润麻醉隔30分钟的情况

　　Scott等的研究表明，对于上颌侧切牙区，如果在处置前和处置30分钟后用含10万倍肾上腺素的2%利多卡因进行两次麻醉，比起仅在最初用1.8mL麻醉一次，在麻

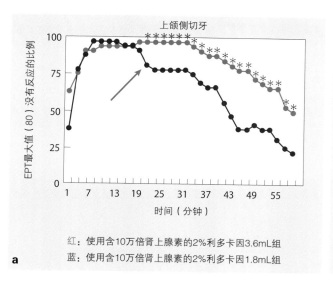

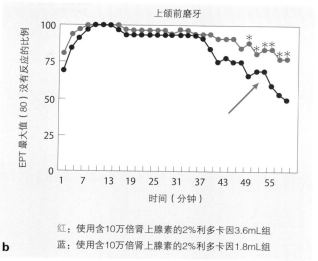

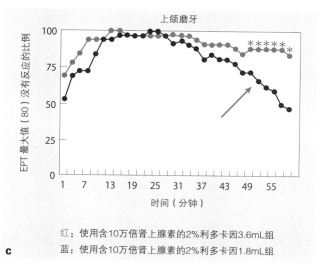

图5-19　含10万倍肾上腺素的2%利多卡因1.8mL和3.6mL麻醉效果的差异（Mikesell等，200813）

a：上颌侧切牙。3.6mL组从21分钟（→）起有更高的成功率

b：上颌前磨牙。3.6mL组过了49分钟（→）还能有显著持续的麻醉效果

c：上颌前磨牙。3.6mL组过了49分钟（→）还能有显著持续的麻醉效果

醉后37分钟到90分钟都能明显更好地维持麻醉效果（**图5-21**）。这对于临床十分重要，使用这种方法，可以使麻醉效果消退更快。

9. 药效增强（Augmentation）与快速耐受（Tachyphylaxis）

　　药效增强（Augmentation）指的是用反复给予药剂使其药效增强的现象（**图5-22**），相反的快速耐受（Tachyphylaxis）指的是反复给药使药效减弱的现象（**图5-23**）。在Scott和Pabst的文献中，可以看出反复给予浸润麻醉得到的效果是增强。

　　但这里必须考虑的是第二次给药的时机，恰好在第一次麻醉效果快消失还没消失的时候追加第二次麻醉，就有很高可能性获得药效增强的效果，而如果在第一次麻醉效果完全消失了再追加给药，反而会经常出现快速耐受的现象。

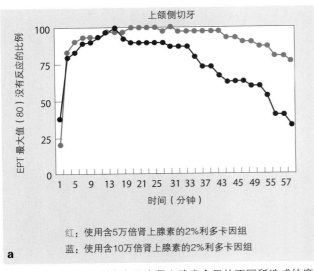
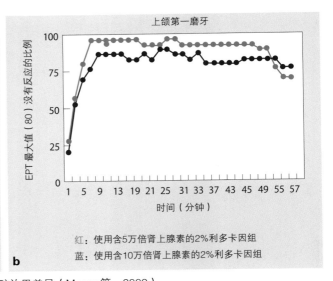

红：使用含5万倍肾上腺素的2%利多卡因组
蓝：使用含10万倍肾上腺素的2%利多卡因组

红：使用含5万倍肾上腺素的2%利多卡因组
蓝：使用含10万倍肾上腺素的2%利多卡因组

图5-20 使用2%利多卡因中肾上腺素含量的不同所造成的麻醉效果差异（Mason等，2009）
a：上颌侧切牙。使用5万倍稀释肾上腺素的一组获得了更长的麻醉时间，但也没有持续到60分钟
b：上颌第一磨牙。未见5万倍和10万倍稀释肾上腺素组之间的差异

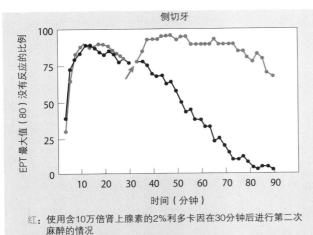

红：使用含10万倍肾上腺素的2%利多卡因在30分钟后进行第二次麻醉的情况
蓝：使用含10万倍肾上腺素的2%利多卡因只进行一次麻醉的情况

图5-21 在上颌侧切牙区间隔30分钟，进行第二次浸润麻醉时麻醉效果的差异（Scott等，2009）
使用含10万倍肾上腺素的2%利多卡因进行第二次麻醉的一组，从37分钟（→）到90分钟都显示了较高的麻醉成功率

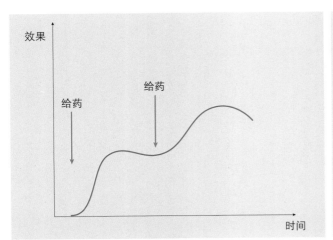

图5-22 药效增强（Augmentation）

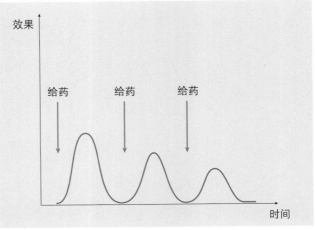

图5-23 快速耐受（Tachyphylaxis）
反复给药使药剂效果减弱

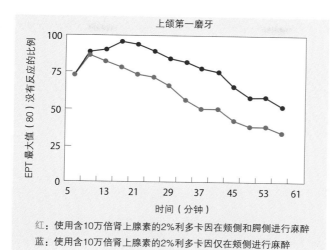

图5-24　在颊侧和腭侧进行浸润麻醉（第一磨牙）的麻醉效果（Guglielmo等，2011）
颊侧和腭侧都用含10万倍肾上腺素的2%利多卡因进行浸润麻醉的一组要比仅在颊侧进行麻醉的一组获得更高的麻醉成功率

红：使用含10万倍肾上腺素的2%利多卡因在颊侧和腭侧进行麻醉
蓝：使用含10万倍肾上腺素的2%利多卡因仅在颊侧进行麻醉

10. 颊侧和腭侧的浸润麻醉

　　Guglielmo等比较了两种上颌第一磨牙浸润麻醉方法的效果，第一种方法是用含10万倍肾上腺素的1%或2%利多卡因1.8mL只在颊侧进行浸润麻醉，第二种是在颊侧用1.8mL，腭侧再辅以0.5mL。结果第一种方法仅取得了88%的成功率，而第二种方法成功率则达到了95%。另外，麻醉的持续时间也从21分钟大幅延长到57分钟。从这一点来看，上颌第一磨牙麻醉时，在腭侧进行辅助麻醉更为有效（**图5-24**）。

上颌麻醉的技巧

☑和下颌相比，上颌比较容易获得麻醉起效，需要阻滞麻醉的必要性较低
☑在腭侧的麻醉是口腔治疗中最痛的一种处置，因此必须按照准确的步骤来进行麻醉
☑理解解剖，知道麻醉作用的是哪个部位的神经

　　前文主要叙述的是浸润麻醉。上颌仅做浸润麻醉，不管是哪个部位都能在5分钟内获得87%～92%的麻药起效，因此做阻滞麻醉的必要性不像下颌那么高。这里仍然会对上颌的阻滞麻醉方法做以介绍，但请理解它们多数并不能达到比单纯浸润麻醉更好的麻醉效果。

1. 上牙槽后神经阻滞麻醉（Posterior Superior Alveolar Nerve Block：PSAN Block）

上牙槽后神经阻滞麻醉是以麻醉上颌第一到第三磨牙为目标的一种麻醉方法。

Pfeil等用含10万倍肾上腺素的2%利多卡因1.8mL或3.6mL进行上牙槽后神经阻滞麻醉，在使用1.8mL时，对第一磨牙有77%、第二磨牙有97%的麻醉起效成功率。而在使用3.6mL时，对第一磨牙有84%、第二磨牙有100%的麻醉起效成功率（**图5-25**）。但是，1.8mL或3.6mL的用量所产生的麻醉成功率差异并没有统计学意义。在麻醉持续时间方面，对于第一磨牙，3.6mL的用量的确可以产生更长时间的麻醉效果。

上牙槽后神经阻滞麻醉很多时候不会使上颌前磨牙产生牙髓麻醉效果。一般来说，上牙槽后神经阻滞麻醉可以用于上颌第二磨牙的牙髓麻醉。如果用于第一磨牙，需要在颊侧辅助进行浸润麻醉（**图5-26**）。

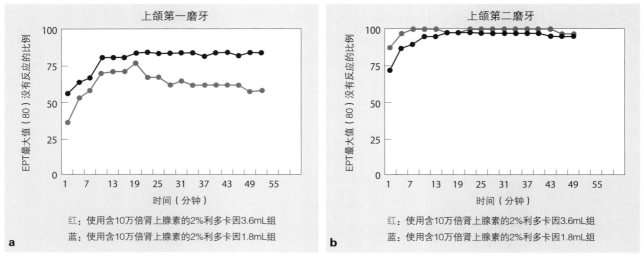

图5-25　用含10万倍肾上腺素的2%利多卡因1.8mL或3.6mL进行上牙槽后神经阻滞麻醉的效果（Pfeil等，2010）

a：上颌第一磨牙。使用3.6mL可以产生更长时间的麻醉效果

b：上颌第二磨牙。未见明显差异

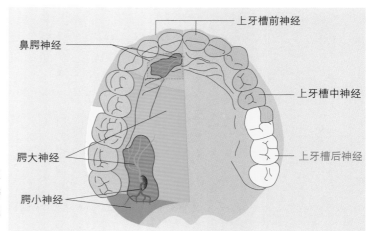

图5-26　上牙槽后神经阻滞麻醉起效范围是第三磨牙到第一磨牙（近中颊侧根除外）

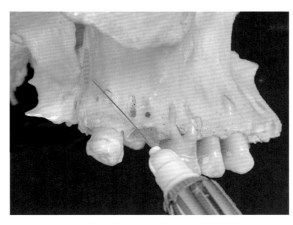

图5-27 从上颌第二磨牙的牙龈颊侧移行部瞄准上牙槽后神经进针

将针尖平面朝向骨面，慢慢向上、内、后方进针。一般来说，对于成年人，进针深度要达到16mm。使用20mm的短针时，约有4mm露在黏膜外

综上所述，由于浸润麻醉也能获得同等或以上的麻醉奏效成功率，所以可以说在临床上上牙槽后神经阻滞麻醉并不是一个有用的方法。

（1）技巧

①使用27G短针（20mm）（30mm的长针刺入过深，引起血肿的风险较高，因此不推荐使用）。

②从上颌第二磨牙的牙龈颊侧移行部瞄准上牙槽后神经进针。

③牵拉患者脸颊，在进针点（上颌第二磨牙的牙龈颊侧移行部）施加张力。

④将针尖平面朝向骨面，慢慢向上、内、后方进针（向上：与咬合平面成45°；向内：与牙列成45°；向后：与第二磨牙长轴成45°）（**图5-27**）。

⑤一般来说，对于成年人，进针深度要达到16mm。使用20mm的短针时，有4mm左右露在黏膜外。

⑥注射麻药前回吸确认无血。

⑦用30～60秒将0.9～1.8mL麻药注入。上牙槽后神经阻滞麻醉的解剖区域多是疏松的结缔组织，因此麻药进入时患者不太会感到疼痛。

⑧将针缓慢退出，等待3～5分钟，麻醉起效。

（2）麻醉起效范围/确认

接受上牙槽后神经阻滞麻醉的患者，麻醉效果出现的范围在同侧第三磨牙到第一磨牙之间。多数情况下，患者不会有麻木感。处置之前，需要在麻醉范围内用探针等刺激牙龈确认没有疼痛。

（3）麻醉失败的主要原因

①进针位置太靠外侧。这种情况下，有时会导致下颌神经被麻醉，患者会主诉有舌头或下唇的麻木感。

②进针深度过浅或过深。进针过深伤及上颌动脉，会引起血肿（**图5-28**）。为减少这种风险，推荐使用20mm的短针。

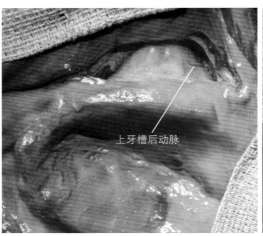 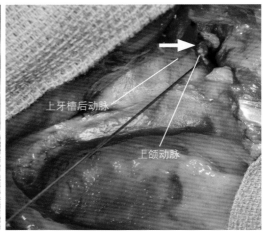

图5-28 上牙槽后动脉阻滞麻醉中，针尖前方会遇到上颌动脉

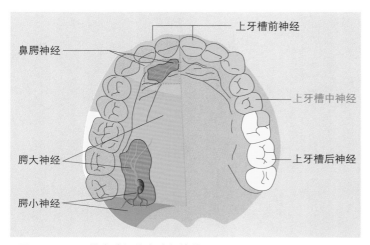

图5-29 上牙槽中神经的麻醉起效范围

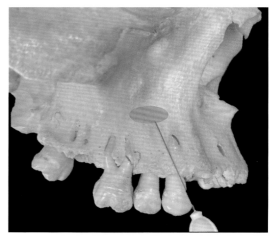

图5-30 上颌第二前磨牙的颊侧牙龈移行部进针，稍微越过第二前磨牙的根尖，瞄准上牙槽中神经

2. 上牙槽中神经阻滞麻醉（Middle Superior Alveolar Nerve Block：MSAN Block）

由于只有28%左右的人有上牙槽中神经，所以其临床实用性有限。但对于上牙槽前神经阻滞麻醉无法起效的尖牙远中的牙齿，还是有效果的。

（1）技巧

①使用27G长针或短针均可。

②上颌第二前磨牙的颊侧牙龈移行部进针，稍微越过第二前磨牙的根尖，瞄准上牙槽中神经（**图5-29，图5-30**）。

③牵拉患者脸颊，在进针点（上颌第二前磨牙的牙龈颊侧移行部）施加张力。

④将针尖平面朝向骨面，慢慢向上进针。

⑤针的方向与第二前磨牙长轴相平行，慢慢进针到稍微越过第二前磨牙的根尖位置。

⑥注射麻药前回吸确认无血。

⑦用30～40秒将0.9～1.2mL麻药注入。

⑧将针缓慢退出，等待3～5分钟，麻醉起效。

（2）麻醉起效范围/确认

上牙槽中神经阻滞麻醉对上牙槽中神经支配区域发挥麻醉效果，其神经终支充分分布于第一和第二前磨牙时，麻醉将对这两牙的牙髓、牙龈、牙周膜以及牙槽骨起效。患者中有因神经解剖差异，麻醉效果一直作用到第一磨牙的近中、脸颊或上唇。处置之前，需要在麻醉范围内用探针等刺激牙龈确认没有疼痛。

（3）麻醉失败的主要原因

①麻药没有到达第二前磨牙的根尖部。建议用X线片确认牙根长度后，调整进针深度。

②针的位置大幅偏向外侧，离开上颌骨。

③颧弓阻碍了麻药的扩散。这种情况下，可以使用浸润麻醉或上牙槽后神经的阻滞麻醉。

3. 普通腭侧麻醉方法

在腭侧的麻醉是口腔治疗中最痛的一种处置。口腔医生多数在腭侧进行麻醉前，都会告诉患者可能有疼痛或不适感。这种提醒会让患者事先对疼痛有所预期，可以减轻精神上的负担。但即使如此，腭侧麻醉无论对患者还是口腔医生都是一个很大的负担。

不过，如果能严格按照以下步骤操作，可能会缓和这种负担。

①在进针部位彻底让表面麻醉起效（让表面麻醉剂在黏膜上停留2分钟）。

②进针前在拟刺入部位用棉棒或口镜柄挤压黏膜，压到缺血的程度（粉色牙龈变白）。保持压力直到针从腭侧软组织拔出为止（**图5-31**）。

③针尖注意不能摆动。

④缓慢注射麻药。

4. 腭大神经阻滞麻醉

腭大神经阻滞麻醉在牙周外科的软组织移植术中是一种非常有效的麻醉方法。仅用0.4～0.6mL的麻药就可以达到充分的麻醉效果。比起上腭的其他部分，腭大孔附近有疏松的结缔组织存在，因此在注射麻药时不容易产生过度的压力。

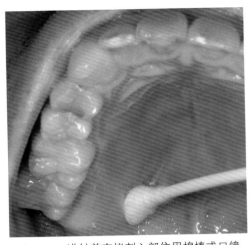

图5-31 进针前在拟刺入部位用棉棒或口镜柄挤压黏膜

压力要大到可以让粉色牙龈发白缺血的程度。保持压力直到针从腭侧软组织拔出为止

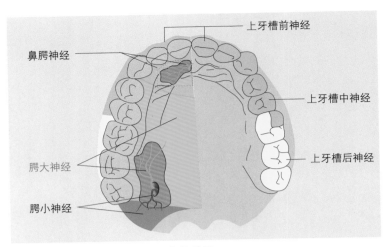

图5-32 腭大神经阻滞麻醉的起效范围

（1）麻醉的起效部位

麻醉的起效范围：后方从软腭的移行部起，前方到第一前磨牙，内侧到腭中缝为止的腭侧牙龈、黏膜（**图5-32**）。

（2）技巧

①使用27G短针。

②为了让进针线路畅通，最好让患者大张口。

③在腭大孔稍偏近中，瞄准上颌牙槽骨和腭骨的移行部。用棉棒在上颌第一磨牙腭侧牙槽嵴和腭骨移行部向远中滑动，当感觉棉棒有下沉感觉时就是腭大孔的位置。多数情况下，腭大孔位于第二磨牙区黏膜的后方（**图5-33**）。

④在腭大孔近中1～2mm处放置表面麻醉剂约2分钟。

⑤用棉棒抵住腭大孔位置黏膜，让黏膜发白，最少按压30秒。

⑥麻醉针刺入。

⑦一边少量注入麻药，一边进针到5mm左右的深度。

⑧到达5mm深度在注射前回吸，确认回吸无血（这里没有必要将针插进腭大管内）。

⑨至少花30秒，将麻药管内1/3左右（0.45～0.6mL）药物注入。

⑩至少等待2分钟以上，待麻药起效后再开始口腔治疗。

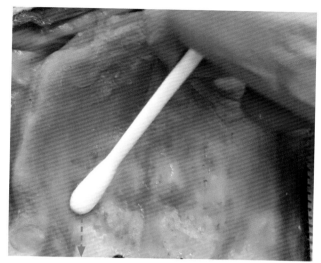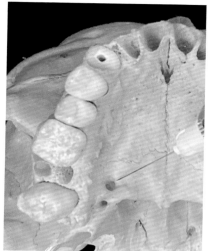

图5-33 寻找腭大孔的技巧

（3）麻醉失败的主要原因

腭大神经阻滞麻醉在技术上并不困难，麻醉成功率超过95%。

失败的主要理由有，麻醉针进针过浅，太偏腭大孔的近中，或过度偏向正中等。另外，当然也有麻药剂量不足，或麻醉位置有炎症或感染等导致麻醉效果降低等问题。

如果麻醉不起效，应尝试从头开始小心地按照上述顺序再次注射麻药。多数情况下，多次的麻药注射都会获得充分的麻醉效果。作为腭大神经阻滞麻醉的替代麻醉方法，可以采用腭侧的浸润麻醉或牙周膜麻醉等。另外，第一前磨牙附近有和鼻腭神经重叠的支配区域，因此这里只做腭大神经的阻滞麻醉可能并不充分。

（4）并发症

腭大神经阻滞麻醉的风险非常小。虽然有血肿、缺血、组织部分坏死等报告，但频率都非常低。万一出现这些并发症，比起尝试积极治疗，更应该以缓解疼痛和预后观察为主。

5. 鼻腭神经阻滞麻醉

鼻腭神经阻滞麻醉可以注射少量麻药而使大范围的软组织麻木。虽然是非常有效的麻醉方法，但创伤性相对较高。

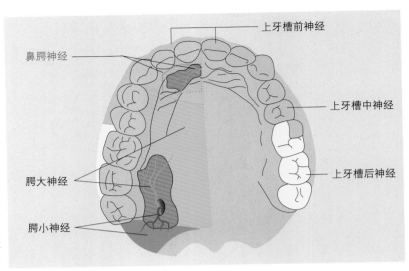

图5-34　鼻腭神经阻滞麻醉的起效范围

上牙槽前神经

鼻腭神经

上牙槽中神经

上牙槽后神经

腭大神经

腭小神经

（1）麻醉的起效部位

作用于上前牙区的腭侧，及双侧第一前磨牙的近中腭侧区域（**图5-34**）。

这里的阻滞麻醉主要有两种注射方法。读者请将下面所展示的两种方法都学会，再根据自己的喜好选择一种在临床操作。

（2）技巧1

直接在上颌中切牙腭侧的切牙乳头附近进针。这个部位的软组织非常致密，紧密附着于骨面，但这里又是患者非常敏感的部位。所以虽然这种方法只需进针一次，但由于以上因素患者常常会感受不佳。

①使用27G短针。

②为了让进针线路畅通，最好让患者大张口。

③表面麻醉剂放置约2分钟。

④用棉棒抵住切牙乳头，让黏膜发白，最少按压30秒。

⑤以45°角从切牙乳头的稍侧方进针（**图5-35**）。

⑥一边少量注射麻药，一边进针到稍稍触及骨面（深度5mm左右）。

⑦到达5mm深度后，将针退后1mm，在注射前确认回吸无血（没有必要将针插入切牙管内）。

⑧至少花30秒，将管内1/4左右（0.45mL左右）药物注入。

⑨至少等待2分钟以上，待麻药起效后再开始口腔治疗。

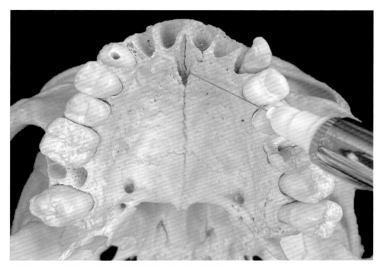

图5-35　以45°从切牙乳头的稍侧方进针

（3）技巧1麻醉失败的主要原因

鼻腭神经阻滞麻醉的成功率超过95%。如果麻药只达到切牙管的一侧，就只能在这一侧发现麻醉起效。这种情况下，可以在已经起效的一侧再次进针到对侧注射麻药。

（4）技巧2

第二种方法需要进针3次，但创伤性比第一种要低。首先，最初麻醉的位置是上颌中切牙的唇侧（第一进针点）。接着，从上颌中切牙的牙间乳头的唇侧向腭侧进针，注射麻药（第二进针点）。最后，如有必要，直接从腭侧麻醉上颌中切牙的切牙乳头区域（第三进针点）。这样做，虽然要进针3次，但可以减轻患者的不适感。

①使用27G短针。

②第一进针点：将表面麻醉剂涂布在唇系带区至少1分钟。

③拉开上唇，在唇系带处进针，用15秒左右的时间注射0.3mL麻药。

④第二进针点：从中切牙牙间乳头的唇侧进针，向腭侧前进。回吸确认无血后，用15秒左右的时间注射0.3mL麻药。

⑤在做第三次进针前，等待2～3分钟，等麻醉起效。

⑥第三进针点：让患者大张口，以45°从切牙乳头的稍侧方进针。

⑦一边少量注射麻药，一边进针到稍稍触及骨面（深度5mm左右）。

⑧到达5mm深度后，将针退后1mm，在注射前确认回吸无血（没有必要将针插入切牙管内）。

⑨至少花30秒，将麻药管内1/4左右（0.45mL左右）药物注入。

⑩至少等待2分钟以上，待麻药起效后再开始口腔治疗。

（5）技巧2麻醉失败的主要原因

此麻醉方法成功率很高，极少失败。在尖牙和前磨牙的位置，有与腭大神经重叠的支配区域。这种情况下，有必要在尖牙和前磨牙区辅助追加浸润麻醉。

6. 腭侧上牙槽前神经阻滞麻醉（Palatal-anterior Superior Alveolar Nerve Block，P-ASA Nerve Block）

在第1章已经介绍过，这是一个从错误的解剖理解中产生的错误的阻滞麻醉。

腭侧上牙槽前神经阻滞麻醉是由Friedman和Hochman所提出的。进针点与鼻腭神经阻滞麻醉相同，但与鼻腭神经阻滞麻醉时针尖停留在表层不同，P-ASA阻滞麻醉要求将针插入切牙管内注射麻药，他们认为这样可以将双侧的上牙槽前神经都麻醉掉。他们称这种方法用0.9 ~ 1.4mL的麻药可以将6颗上前牙麻醉60分钟。

但Burns等使用无痛麻醉仪将含肾上腺素的2%利多卡因，按P-ASA阻滞麻醉的方法注射后，仅获得了32% ~ 58%的麻醉成功率，这样临床上就无法保证每次都能在上颌前牙区获得牙髓麻醉的效果。而且，Nusstein等报告称，接受P-ASA阻滞麻醉的患者有30% ~ 43%在进针时感受到中高度的疼痛。这些显然是误以为上牙槽前神经的终点在切牙管而产生的错误阻滞麻醉方法。

7. 上牙槽前中神经阻滞麻醉（Anterior Middle Superior Alveolar Nerve Block，AMSA Nerve Block）

在第1章已经介绍过，这也是一个从错误的解剖理解中产生的错误的阻滞麻醉。

上牙槽前中神经阻滞麻醉也是由Friedman和Hochman所提出的。他们称用这种麻醉可以在一个地方注射麻药就将上牙槽前神经和上牙槽中神经两者都麻醉掉。他们称可以用0.6 ~ 1.4mL的麻药，将上颌的切牙、侧切牙、尖牙、前磨牙麻醉45 ~ 60分钟。另外，如果在两侧都做上牙槽前中神经阻滞麻醉，可以将全部10颗上颌前牙及前磨牙都麻醉掉。

但是Corbett等使用上牙槽前中神经阻滞麻醉并没有获得稳定的上颌前牙区及前磨牙区的牙髓麻醉（这是当然的）。

　　另外，Friedman和Hochman开发了由计算机控制的无痛麻醉注射仪C-CLAD。这种仪器可以将麻药的注射量和注射速度控制在一定数值上（0.5mL/min），因此患者感到的不适感会降低，特别推荐在腭侧麻醉时使用。Lee等在使用含10万倍肾上腺素的2%利多卡因1.4mL进行的上牙槽前中神经阻滞麻醉实验中，发现比起传统医生用手打的麻醉，计算机控制的无痛麻醉仪的成功率更高。Nusstein等也报告称，用计算机控制的无痛麻醉仪进行上牙槽前中神经阻滞麻醉时，患者主诉疼痛的情况要比手打麻醉更少。然而，仍然有30%左右的患者在麻醉时感觉到了中低度的疼痛。

　　这里要再重复一遍，腭侧上牙槽前神经阻滞麻醉和上牙槽前中神经阻滞麻醉，绝对不应该被当作阻滞麻醉来使用。如果这样做是为了达到鼻腭神经阻滞麻醉或部分腭大神经阻滞麻醉的效果，那方法的名称就应该改了。必须问一下开发这些麻醉方法的研究者和实际在临床中使用这些方法的医生："仅做鼻腭神经和腭大神经阻滞麻醉就对上颌牙齿（牙髓）做治疗，是一个科学工作者应该做的正确行为吗？"

　　在上颌美学冠延长等处置中，需要确认患者的唇线位置。这时如果像通常那样对唇侧（颊侧）进行浸润麻醉，口唇就会降低，从而无法确认正确的唇线位置。据说在这种特殊情况下，从腭侧注射的腭侧上牙槽前神经阻滞麻醉能派得上用场，但这也只不过是获得了从腭侧的浸润麻醉效果。请读者务必明确理解阻滞麻醉和浸润麻醉的区别之后再进行操作。

8. 上颌神经阻滞麻醉

　　Malamed认为上颌神经阻滞麻醉对获得上颌的麻醉效果有很大帮助。上颌神经阻滞麻醉有以下两种方法。

（1）腭大孔法：从腭大孔向翼腭窝入路的方法（图5-36）

①使用25G、27G长针。

②为了让进针线路畅通，最好让患者大张口。

③在腭大孔稍偏近中，瞄准上颌牙槽骨和腭骨的移行部。

④用棉棒在上颌第一磨牙腭侧牙槽嵴和腭骨移行部向远中滑动，当感觉棉棒有下沉感觉时就是腭大孔的位置。多数情况下，腭大孔位于第二磨牙区黏膜的后方。

⑤在腭大孔近中1~2mm处放置表面麻醉剂约2分钟。

⑥用棉棒抵住腭大孔位置黏膜，让黏膜发白，最少按压30秒。

⑦麻醉针刺入。

⑧一边少量注入麻药，一边进针到5mm左右的深度。

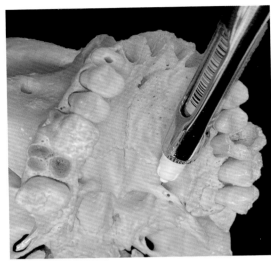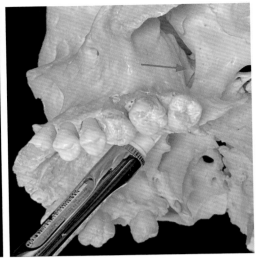

图5-36　腭大孔法
从腭大孔向翼腭窝入路的方法（箭头）（→）

⑨到达5mm深度在注射前回吸，确认回吸无血（这里不需要将针插进腭大管内）。

⑩至少花30秒，将麻药管内1/3左右（0.45～0.6mL）药物注入。到这为止，就完成了腭大神经的阻滞麻醉。

⑪确认腭大孔的位置后，缓慢将针推进到30mm深的位置。进针过程中如果遇到阻力，可以稍微回撤改变角度后继续朝30mm的深度前进。

⑫到达30mm深度后，在注射前回吸，确认回吸无血。

⑬至少花1分钟时间，将1.8mL药物注入。

⑭等待3～5分钟，待麻药起效后再开始治疗。

（2）上颌结节法（High Tuberosity）：从上颌磨牙区向翼腭窝入路的方法（图5-37）

①使用25G、27G长针（30～32mm）。

②在上颌第二磨牙的牙龈颊侧移行部放置表面麻醉剂约2分钟。

③让患者半张口，下颌稍微向麻醉侧偏移。

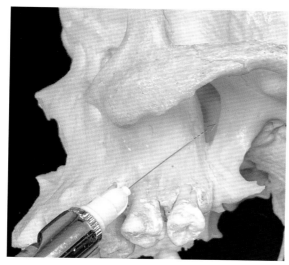

图5-37　上颌结节法（High Tuberosity）
从上颌磨牙区向翼腭窝入路的方法

④从上颌第二磨牙的牙龈颊侧移行部进针，瞄准通过翼腭窝的上颌神经。

⑤从上颌第二磨牙远中缓慢向上后内方向进针到30mm左右的深度。

⑥注射麻药前回吸确认无血。

⑦至少花1分钟时间，将1.8mL药物注入。

⑧等待3～5分钟，待麻药起效后再开始治疗。

（3）麻醉失败的主要原因

①针刺入过浅。必须确保进针深度达到30mm左右。

②无法顺利通过腭大孔入路。这种情况下，需要改用上颌结节法。

Broering等使用含10万倍肾上腺素的2%利多卡因3.6mL对以上两种方法做了比较。结果显示两种方法在第一磨牙和第二磨牙的麻醉起效率都很高（腭大孔法：95%；上颌结节法：100%）。第二前磨牙有7%～80%的起效率，但对前牙和第一前磨牙没有效果（**图5-38**）。从患者疼痛感受的角度出发，上颌结节法比腭大孔法更加好用。

综上所述，上颌神经阻滞麻醉虽然是有效的麻醉方法，但由于浸润麻醉就能获得充分的麻醉效果，所以这种方法在临床并不常用。

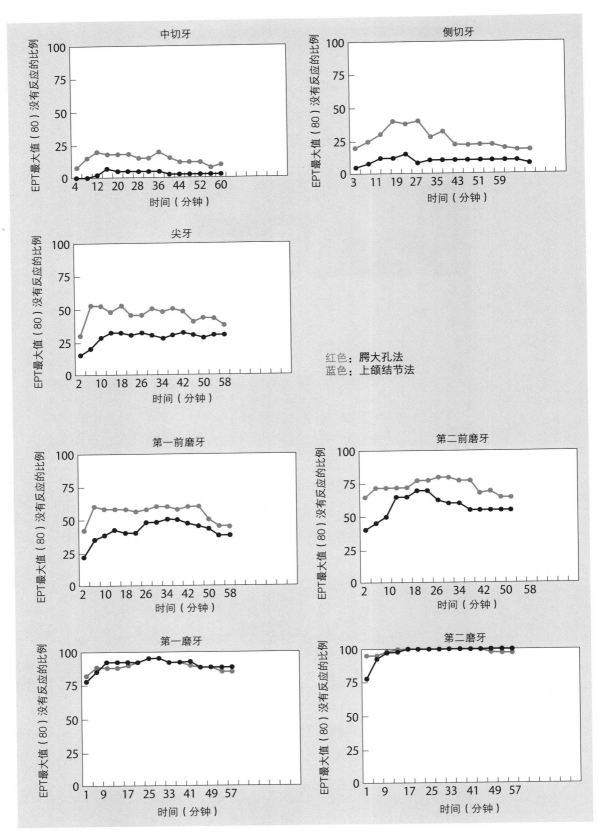

红色：腭大孔法
蓝色：上颌结节法

图5-38 上颌神经阻滞麻醉（Broering等，2009）
腭大孔法与上颌结节法麻醉效果的差异

参考文献

[1] Standring S ed. Gray's anatomy. 41st ed: The anatomical basis of clinical practice. Elsevier, 2015.

[2] Kim MJ, et al. Maxillary sinus septa: prevalence, height, location, and morphology. A reformatted computed tomography scan analysis. J Periodontol. 2006; 77(5): 903-908.

[3] Güncü GN, et al. Location of posterior superior alveolar artery and evaluation of maxillary sinus anatomy with computerized tomography: a clinical study. Clin Oral Implants Res. 2011; 22(10): 1164-1167.

[4] Iwanaga J, et al. Cadaveric study for intraoral needle access to the infratemporal fossa: application to posterior superior alveolar nerve block technique. Cureus. 2017; 9(10): e1761.

[5] 上條雍彦. 口腔解剖学. アナトーム社，1969.

[6] Ikuta CR, et al. Position of the greater palatine foramen: an anatomical study through cone beam computed tomography images. Surg Radiol Anat. 2013; 35(9): 837-842.

[7] Chrcanovic BR, Custódio AL. Anatomical variation in the position of the greater palatine foramen. J Oral Sci. 2010; 52(1): 109-113.

[8] Reiser GM, et al. The subepithelial connective tissue graft palatal donor site: anatomic considerations for surgeons. Int J Periodontics Restorative Dent. 1996; 16(2): 130-137.

[9] Bahşi I, et al. Anatomical evaluation of nasopalatine canal on cone beam computed tomography images. Folia Morphol (Warsz). 2019; 78(1): 153-162. (Sekerci, 2015 ?)

[10] Kikuta S, et al. Supernumerary incisive canals in a cadaver: a rare anatomical variation. Surg Radiol Anat. 2019; 41(8): 977-978.

[11] Brunetto PC, et al. Anesthetic efficacy of 3 volumes of lidocaine with epinephrine in maxillary infiltration anesthesia. Anesth Prog. 2008; 55(2): 29-34.

[12] Reader A, et al. Successful local anesthesia for restorative dentistry and endodontics. Quintessence Publishing, 2011.

[13] Mikesell A, et al. Anesthetic efficacy of 1.8 mL and 3.6 mL of 2% lidocaine with 1:100,000 epinephrine for maxillary infiltrations. J Endod. 2008; 34(2): 121-125.

[14] Evans G, et al. A prospective, randomized, double-blind comparison of articaine and lidocaine for maxillary infiltrations. J Endod. 2008; 34(4): 389-393.

[15] Mason R, et al. A prospective, randomized, double-blind comparison of 2% lidocaine with 1:100,000 and 1:50,000 epinephrine and 3% mepivacaine for maxillary infiltrations. J Endod. 2009; 35(9): 1173-1177.

[16] Scott J, et al. The efficacy of a repeated infiltration in prolonging duration of pulpal anesthesia in maxillary lateral incisors. J Am Dent Assoc. 2009; 140(3): 318-324.

[17] Pabst L, et al. The efficacy of a repeated buccal infiltration of articaine in prolonging duration of pulpal anesthesia in the mandibular first molar. Anesth Prog. 2009; 56(4): 128-134.

[18] Guglielmo A, et al. Anesthetic efficacy of a combination palatal and buccal infiltration of the maxillary first molar. J Endod. 2011; 37(4): 460-462.

[19] Pfeil L, et al. Anesthetic efficacy of 1.8 milliliters and 3.6 milliliters of 2% lidocaine with 1:100,000 epinephrine for posterior superior alveolar nerve blocks. J Endod. 2010; 36(4): 598-601.

[20] Friedman MJ, Hochman MN. The AMSA injection: a new concept for local anesthesia of maxillary teeth using a computer-controlled injection system. Quintessence Int. 1998; 29(5): 297-303.

[21] Friedman MJ, Hochman MN. Using AMSA and P-ASA nerve blocks for esthetic restorative dentistry. Gen Dent. 2001; 49(5): 506-511.

[22] Burns Y, et al. Anesthetic efficacy of the palatal-anterior superior alveolar injection. J Am Dent Assoc. 2004; 135(9): 1269-1276.

[23] Nusstein J, et al. Injection pain and postinjection pain of the palatal-anterior superior alveolar injection, administered with the Wand Plus system, comparing 2% lidocaine with 1:100,000 epinephrine to 3% mepivacaine. Oral Surg Oral Med Oral Pathol Oral Radiol Endod. 2004; 97(2): 164-172.

[24] Friedman MJ, Hochman MN. A 21st century computerized injection system for local pain control. Compend Contin Educ Dent. 1997; 18(10): 995-1000, 1002-3; quiz 1004.

[25] Corbett IP, et al. A comparison of the anterior middle superior alveolar nerve block and infraorbital nerve block for anesthesia of maxillary anterior teeth. J Am Dent Assoc. 2010; 141(12): 1442-1448.

[26] Lee S, et al. Anesthetic efficacy of the anterior middle superior alveolar (AMSA) injection. Anesth Prog. 2004; 51(3): 80-89.

[27] Nusstein J, et al. Injection pain and postinjection pain of the anterior middle superior alveolar injection administered with the Wand or conventional syringe. Oral Surg Oral Med Oral Pathol Oral Radiol Endod. 2004; 98(1): 124-131.

[28] Malamed S. Handbook of local anesthesia. 6th ed. Mosby, 2012.

[29] Broering R, et al. A prospective, randomized comparison of the anesthetic efficacy of the greater palatine and high tuberosity second division nerve blocks. J Endod. 2009; 35(10): 1337-1342.

Chapter 6

第6章
下颌的辅助麻醉

辅助麻醉对于不可逆性牙髓炎等麻醉难以起效的情况来说是必不可少的。辅助麻醉主要有浸润麻醉、牙周膜麻醉和牙槽骨内麻醉（**图6-1**）。上颌做浸润麻醉就可充分起效，但在下颌，相信很多临床医生都经历过仅用浸润麻醉无法控制疼痛的病例吧？

下颌神经阻滞麻醉后，如果已经确认了下唇麻木，但牙髓仍有反应，即使这之后再次追加阻滞麻醉，牙髓麻醉起效的概率也很低。第二次阻滞麻醉的效果其实很小，观察到的麻醉效果往往都是来自第一次阻滞麻醉的延迟起效。

作为辅助麻醉的浸润麻醉

一般认为，作为下颌神经阻滞麻醉的辅助麻醉，浸润麻醉的效果很弱。但近年来，临床研究重新审视了这种观点，对浸润麻醉价值的认识也在逐渐改变。特别是前文提到的阿替卡因的辅助麻醉使用，近年来相关研究的论文很多。

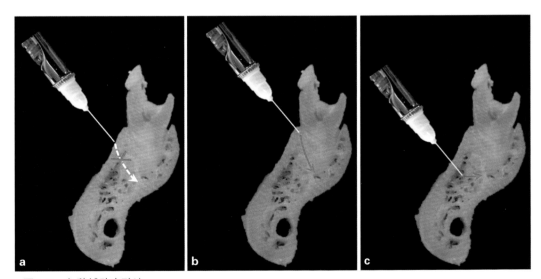

图6-1 各种辅助麻醉法
a：浸润麻醉；b：牙周膜麻醉；c：牙槽骨内麻醉

　　Haase等对下颌神经阻滞麻醉后，在下颌第一磨牙采用浸润麻醉作为辅助麻醉的操作做了一项临床研究。他们分别使用含10万倍肾上腺素的4%阿替卡因1.7mL（88%）和含10万倍肾上腺素的2%利多卡因1.7mL（71%）作为下颌神经阻滞麻醉（10万倍肾上腺素的4%阿替卡因）的辅助浸润麻醉，结果发现4%阿替卡因的麻醉起效率更高（10分钟内EPT 80两次刺激，持续60分钟）。使用4%阿替卡因时，在浸润麻醉后牙髓麻醉就达到平台期，持续50分钟保持EPT 80刺激无反应的比例很高。由此可以看出，在必须有充分深度麻醉才能进行的处置中，使用阿替卡因可以保证50分钟的麻醉起效时间。

　　Kanna等的报告称使用颊侧的浸润麻醉作为辅助麻醉，会使麻醉起效率上升到92%，而单独仅用下颌神经阻滞麻醉的起效率仅为56%。

　　颊侧浸润麻醉时，由麻醉针刺入、进针位点、麻药注射等造成的疼痛一般较少。术后的疼痛也少，术后并发症为轻微的肿胀和黏膜下的出血斑（3%~6%）。

　　在进行辅助浸润麻醉前，应该先确认下颌神经阻滞麻醉已经造成了下唇麻木。理由是颊侧浸润麻醉时常会扩散造成颏神经麻醉，这时临床上再确认下颌神经阻滞麻醉的起效就比较困难了。如果阻滞麻醉没有起效，仅靠颊侧浸润麻醉也可以让牙髓麻醉，但由于麻醉并不充分，即使牙髓产生麻醉效果，持续时间也非常短暂。

　　对于第二磨牙，其皮质骨较厚，可能会妨碍到浸润麻醉的药物渗透。对于前磨牙，虽然有报告称下颌神经阻滞麻醉和辅助浸润麻醉并用有效，但需要更进一步临床研究。

作为辅助麻醉的牙周膜麻醉

　　对于牙周膜麻醉，麻醉针选择25G、27G、30G都可以达到同样效果（**图6-2**）。麻醉针与牙齿长轴成30°倾斜，针尖平面背对牙根，朝向牙槽骨侧，从近中或远中的龈沟内刺入。麻醉针由手指或止血钳夹持，用力深深刺入牙根和牙槽骨之间。通常的注射器用10~20秒时间缓慢地注射麻药。这时"注射时的压力（Back Pressure）"非常重要。如果感觉不到注射时的压力，应该是麻药沿着龈沟泄漏了，需要改变麻醉针的位置。其后在远中也进行同样操作。麻药注射并不容易，可以注射0.2mL左右。使用Compudent等无痛麻醉仪（Computer Assisted Local Anesthetic Delivery System），可以注射0.7mL左右。

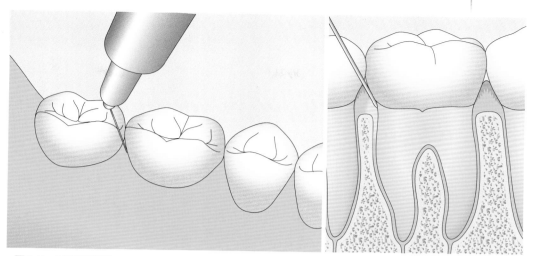

图6-2　牙周膜麻醉

1. 成功率

据报告，仅采用牙周膜麻醉进行牙髓麻醉的成功率在18%～100%。White等、Schleger等用0.2～0.3mL含10万倍肾上腺素的2%利多卡因进行上下颌牙的牙周膜麻醉，获得的牙髓麻醉成功率在上颌第一磨牙为75%、下颌第一磨牙为79%、第一前磨牙为63%。上下颌侧切牙的成功率最低。因此，牙周膜麻醉并不是一种能可靠获得牙髓麻醉的方法。另外，这种麻醉的持续时间仅为10分钟左右。

Dumbrigue等研究了在下颌拔牙时下颌神经阻滞麻醉和牙周膜麻醉的有效性。牙周膜麻醉的患者有50%在术中没有不舒服的感觉，而下颌神经阻滞麻醉的患者此数字为86%。Oztas等也报告称仅使用牙周膜麻醉的患者与使用下颌神经阻滞麻醉的患者相比，术中会有明显更多的疼痛主诉。**由此证明下颌神经阻滞麻醉明显比牙周膜麻醉更为有效**。因此，牙周膜麻醉应该仅被当作下颌神经阻滞麻醉的辅助麻醉来使用。Childers等报告称下颌神经阻滞麻醉后，用含10万倍肾上腺素的2%利多卡因进行牙周膜麻醉，在23分钟内牙髓麻醉的起效率有上升。

2. 原理

牙周膜麻醉是将麻药注射到牙周膜间隙内，让药液通过牙根周围的牙槽骨向骨内浸润的方法。从这个意义上来讲，它比较近似于牙槽骨内麻醉。这种麻醉方法中，最重要的是注射麻药时的注射阻力（Back Pressure）。然而，与牙髓腔内麻醉不同，牙周膜麻醉的原理并不是通过压力的上升。

3. 药剂的选择

血管收缩剂会使麻醉的效果显著升高。不含血管收缩剂的3%甲哌卡因不是牙周膜麻醉的有效药物。当然，仅有血管收缩剂是无法让麻醉起效的。通常，含10万倍肾上腺素的2%利多卡因是我们身边最常见的有效麻药。

4. 药物的剂量

用普通的注射器注入的药量有限，可以注射0.2mL左右。使用口腔无痛麻醉仪等，可以增加注射量，但很难确认注射时的压力。另外由于有药物从龈沟内漏出，所以实际上很难计量药物的注射量。0.2mL左右的牙周膜麻醉，可以在短时间内对牙髓麻醉起到一定帮助。

5. 不适症状

一般认为仅做牙周膜麻醉时，注射时的不适症状很低，但通常临床医生需要知道做这种注射时可能会出现中等程度的疼痛。不适症状因部位而不同，有报告称上颌侧切牙在做牙周膜麻醉注射时会伴有强烈疼痛（52%中等疼痛，17%强烈疼痛）。因此，推荐在上颌前牙区做牙周膜麻醉前，先进行浸润麻醉。

在作为进行了下颌神经阻滞麻醉后的辅助麻醉使用时，操作牙周膜麻醉时主诉有中等程度疼痛的情况很少（3%）。但这个报告是针对没有症状的牙齿进行的临床研究，应该考虑到对有症状的牙齿这个结果可能会不同。

6. 麻醉的起效速度

麻醉一般在进行操作后立刻起效。因此麻醉后，无需等待时间。麻醉后如果还没有奏效，建议再次进行麻醉。

7. 麻醉的持续时间

仅做牙周膜麻醉时，麻醉持续时间只有10分钟左右，但用CCLAD system等无痛麻醉仪时，可以获得20分钟左右的麻醉时间。也有报告指出，对于没有症状的牙齿，在作为下颌神经阻滞麻醉之后的辅助麻醉使用时，牙周膜麻醉可以获得23分钟的牙髓麻醉效果。

8. 术后的不适症状

仅做牙周膜麻醉时，多半会伴有术后疼痛。D'Souza等报告了几例中等程度的术后疼痛病例，但Schleder等和White等则发现有87%的病例会出现中等程度的术后疼痛。Nusstein等报告称使用CCLAD时有31%的患者会发生中等程度的术后疼痛。多数的术后疼痛出现在术后第一天，会持续14小时到3天。术后疼痛的原因是麻醉针插入所造成的物理损伤，也有可能是麻药注入时的压力造成。另外还有37%的患者会主诉自己的牙齿"变高了"。

9. 牙齿脱位的风险

Nelson等指出牙周膜麻醉有造成牙齿脱位的风险，但并没有临床的数据或证据，到目前为止，还没有牙周膜麻醉造成牙齿脱位或松动的临床研究。因此，这里不必担心牙齿脱位的问题。

10. 作为诊断方法的选择性麻醉

牙周膜麻醉法作为牙髓炎的一种诊断方法广为人知，但临床研究表明这种方法有可能使邻牙也产生麻醉效果，所以仅以此作为诊断依据是危险的。

11. 对全身的影响

Smith等用狗做的实验表明，用含肾上腺素的麻药在牙周膜内注射和静脉内注射会产生相同的心血管反应。

另一方面，Cannell等则认为牙周膜麻醉不会造成心率、心律、强度、血压的变化。目前认为牙周膜麻醉对全身的影响较少。

12. 对牙周膜的影响

动物实验和临床研究都表明牙周膜麻醉对牙周组织的影响较小。麻醉针插入部位的损伤肯定会造成一定的影响，但由于术后局部组织马上开始修复，所以不会造成严重问题。极少情况下，会造成深牙周袋或形成脓肿。因此，不能100%说牙周膜麻醉对牙周组织没有影响，临床医生需要先了解这些并发症。另外，也有牙周膜麻醉后引起牙根吸收的病例报告。Cromley等也将轻度到中度的牙龈炎症或初期牙周炎作为并发症进行了报告。

13. 对牙髓的影响

动物实验和临床研究都表明牙周膜麻醉对牙髓没有影响。但是，由于肾上腺素的作用，牙髓的血流急剧减少。Kim等在修复治疗时进行牙周膜麻醉，牙髓的血流减少了60分钟，治疗时牙髓中积累的炎性介质可能无法排出。但是，Plamondon等得出的结论是，即使在深龋的治疗中，牙周膜麻醉也不会加重牙髓的炎症。牙髓不是受到了麻醉方法或麻药种类的影响，而是受到了龋坏深度的影响。从以上研究报告来看，很难认为牙周膜麻醉会引起牙髓坏死。

14. 对乳牙的影响

Brannstrom等认为，对乳牙进行牙周膜麻醉可能会引起继生恒牙的釉质结构不良和发育障碍。但这种影响不是来自牙周膜注射本身，而是来自麻药。一般认为这种问题是由于麻药与牙胚的釉质基质结合所造成的，浸润麻醉也有发病的可能性。

15. 术前应考虑的问题

牙周膜麻醉法不可用于有根尖透射影的有症状死髓牙，或有脓肿、蜂窝织炎的牙齿。麻醉可能会引起强烈的疼痛，产生与麻醉相反的效果。另外，使用双膦酸盐类药物的患者也应该避免使用这种麻醉方法。未来还需要更多、更准确的数据。

作为辅助麻醉的牙槽骨内麻醉

牙槽骨内麻醉法是在有牙根的松质骨内直接注射麻药的方法（**图6-3**）。它经常会和浸润麻醉相比较，具体有哪些不同之处呢？Nusstein等在上颌侧切牙用1.8mL含10万倍肾上腺素的2%利多卡因进行了浸润麻醉和牙槽骨内麻醉的对比实验。结果大体相似，但牙槽骨内麻醉的起效速度快，持续时间短。

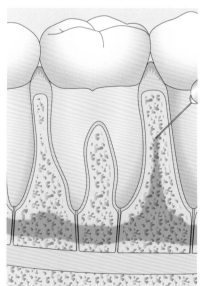

图6-3 牙槽骨内麻醉

这些差异可以通过以下事实来进行说明。牙槽骨内麻醉时，由于麻药被直接注射到松质骨内，所以起效快，但之后由于血液循环麻药就被吸收掉了，导致持续时间短。浸润麻醉时，麻药被注射到软组织内，浸润到骨膜和皮质骨，通过皮质骨后麻醉才能起效。那些蓄积在软组织中没有被吸收掉的麻药，会延长麻醉的持续时间。

1. 进行牙槽骨内麻醉前应该如何和患者说明

牙槽骨内麻醉时，先用钻针等在牙槽骨上开洞，再将麻药注入，这与其他麻醉方法不同。进行下颌神经阻滞麻醉时，不会和患者说："针要穿过黏膜、肌肉和其他软组织，再注射麻药。"但做牙槽骨内麻醉时，要提前和患者说明以下几点：

①用通常的方法麻醉无法稳定起效，因此必须追加麻醉。

②因为要使用钻针，会有一些振动。

③麻药注射到骨内，所以心跳可能会加快。

在使用这种麻醉方法时，一定要和患者做好术前沟通。

2. 注射系统和技巧

牙槽骨内麻醉有多种注射系统，其中之一是X-tip（**图6-4**）。X-tip麻醉注射系统由两部分构成——钻针（Drill）和引导环（Guide Sleeve）。

钻针可以将引导环从皮质骨引导到松质骨内，钻到合适位置后，将引导环留在原位，拔出钻针。在皮质骨上的穿孔位置在牙间乳头根方6~10mm的牙槽黏膜上。

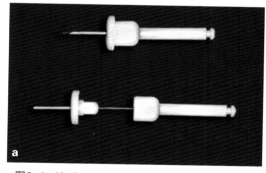 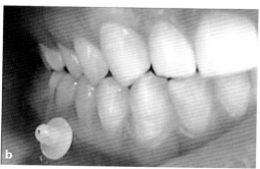

图6-4　X-tip

a：X-tip麻醉注射系统。由筒状的钻针和引导环两部分组成

b：通过引导环向松质骨内注射麻药

决定皮质骨的穿孔位置后，要在其周围进行浸润麻醉。浸润麻醉5分钟后，用探针在预计穿孔的位置刺压，如果患者感觉疼痛则再追加浸润麻醉。保持专用钻针和骨面垂直，钻针连接在手机上全速转动，穿通牙槽黏膜和皮质骨。穿过时会有落空感，有时也会没有这种感觉，此时将钻针钻入既定长度即可。

在下颌前牙区，如果将钻针全部进入骨内，可能有舌侧穿孔的危险，需要在中途停止。为了防止钻针折断，在到达既定位置前，不能在骨内停止转动。穿孔后将钻针拔出，只留引导环在口内。

这里的临床技巧是，可以将根管锉上的定位橡胶放到钻针上，这样可以控制深度。目前CBCT已经普及，穿孔深度和皮质骨厚度等都可以事先测量好。麻醉针可以根据需要弯曲使用，将其通过引导环缓慢插入牙槽骨内，轻轻加压让麻药缓慢注入（1～2分钟）。

如果在注射麻药时感到压力较强，可以将麻醉针转动90°后再次尝试注射。如果还不能顺利进行，则需要确认麻醉针是否有堵塞，看是否需要更换麻醉针。如果换针也无效，可以在其他部位钻孔。麻药注射后，考虑到术中可能还会追加麻醉，可以就这样将引导环留置在口内。

3. 临床注意点

（1）如果钻到牙根

临床上应该不必担心这一点。因为牙根比松质骨要硬，手指的感觉很容易辨别是否碰到牙根。如果碰到，则撤回钻针，在其他位置再次钻孔。即使万一在牙根表面钻了一个孔，由于牙周膜的治愈效果（在猴子上的实验显示，4mm^{2}以内的牙周膜损伤，只会引起牙根表面微小的吸收，可以自然愈合），也不会引起大的问题。

（2）对牙髓的影响

临床实验的结果认为牙槽骨内麻醉不会对牙髓造成影响。术后的牙髓和术前表现出同样的反应。

（3）需要做两处穿孔时，麻药从一个穿孔流出如何对应？

由于某种原因，第一次钻孔没有成功的时候，需要在第二个位置钻孔。从第二个孔注射麻药时，如果有麻药从第一个孔中流出，可以用戴着手套的手指堵住第一个孔，防止麻药流出。

（4）口唇的麻木

根据X-tip的说明书，不会发生口唇的麻木，但Gallatin等在下颌第一磨牙远中使用X-tip时，94%的病例都确认了麻醉在下唇起效。而使用其他牙槽骨内麻醉系统的实验组，则100%出现了下唇的麻木。因此，可以认为在对第一磨牙进行牙槽骨内麻醉时，会出现下唇的麻醉。

（5）钻孔和注射麻药时的疼痛

有报告指出23%的患者在皮质骨穿孔时会主诉中等的疼痛感。而在麻醉针刺入时有9%的患者反应有中等疼痛，麻药注射时有21%的患者反应有中等疼痛。临床医生需要了解在牙槽骨内麻醉术中会有中等疼痛，并必须事先和患者说明。另有报告指出，在没有症状的牙齿使用牙槽骨内麻醉作为辅助麻醉时，皮质骨穿孔和注射针插入时有3%的患者感到疼痛，而注射麻药时有17%的患者会感到疼痛。

（6）钻针折断

据报告，有1%左右的病例会出现钻针在连接部的折断。钻针的折断会发生在穿过较硬较厚的皮质骨时。如果在连接部折断，可以很容易地用止血钳等取出。虽然还没有钻针在骨内发生折断的报告，但使用钻针时压力或角度过大，或者患者突然移动也都可能发生这种情况。如果真的发生骨内断针，就必须要翻黏骨膜瓣，将断针取出。有时需要用根尖切除的技巧，形成骨窗后才能取出断针。但目前临床上还没有骨内断针的病例报告，所以注意压力和角度就应该不会有问题。

（7）理想的骨穿孔部位选择

牙槽骨内麻醉，通常选择在目标牙的远中进行穿孔。很多临床实验都报告称这个位置最有效。但对于上下颌第二磨牙，还是推荐在近中穿孔。一是因为进针点到根尖的距离长，钻孔困难；二是临床实验在近中麻醉也可以获得充分的麻醉效果。

4. 成功率

Coggins等用含10万倍肾上腺素的2%利多卡因进行牙槽骨内麻醉，发现在各牙位的牙髓麻醉起效率（EPT 80测试两次无反应）分别为：上颌第一磨牙93%，上颌侧切牙90%，下颌第一磨牙75%，下颌侧切牙78%。而且与牙周膜麻醉相比较，牙槽骨内麻醉的麻醉起效率更高，持续时间更长。

5. 持续时间

用含肾上腺素的麻药仅做牙槽骨内麻醉，牙髓麻醉会在1小时左右逐渐减弱。充分的牙髓麻醉效果维持时间在20～30分钟。与下颌第一磨牙相比，下颌侧切牙的持续时间稍短。另外，使用不含肾上腺素麻药则会减少麻醉效果的持续时间。实际临床中，20～30分钟的麻醉维持时间，对进行治疗来说是不够的，所以仅用牙槽骨内麻醉作为麻醉方法是不现实的。

6. 对于没有症状的患者，下颌神经阻滞麻醉和牙槽骨内麻醉并用的成功率

如上所述，实际临床中使用牙槽骨内麻醉作为辅助麻醉的机会更多。采用含10万倍肾上腺素的2%利多卡因1.8mL牙槽骨内麻醉作为下颌神经阻滞麻醉的辅助麻醉时，麻醉起效快，会获得60分钟左右的深度牙髓麻醉。起效快、持续时间长，这些对于临床医生来说都是非常重要的优点。

7. 临床的技巧

与下颌神经阻滞麻醉并用时，要先确认出现下唇麻木，阻滞麻醉起效后，再进行辅助麻醉。这点对于所有下颌神经阻滞麻醉的辅助麻醉都适用。

8. 起效速度和持续时间

注射后立刻起效。起效后，牙髓麻醉持续60分钟左右。作为下颌神经阻滞麻醉的辅助麻醉，用0.9mL麻药做牙槽骨内麻醉时，麻醉持续时间要比1.8mL少。另外如果使用不含肾上腺素麻药，麻醉持续时间为30分钟左右。下颌磨牙区的拔牙中，如果使用牙槽骨内麻醉作为下颌神经阻滞麻醉的辅助麻醉，麻醉起效率为95%，而单独使用下颌神经阻滞麻醉的麻醉起效率为74%，因此这种辅助麻醉方法对拔牙处置很有效果。

9. 奏效的关键

为了让牙槽骨内麻醉奏效，麻药必须打到松质骨内。如果从穿孔处的间隙漏到口腔中，则麻醉效果会降低。如果有渗漏，需要在其他部位钻孔。

即使有效地将麻药输送到松质骨内，也有10%左右的病例，麻药无法渗透到根尖处，麻醉无法奏效。

10. 追加麻醉

重复进行牙槽骨内麻醉，可以延长15～20分钟的麻醉持续时间。

11. 术后的不适症状

有报告称12%左右的患者在牙槽骨内麻醉后有中等程度的疼痛。这与牙周膜麻醉相比，比例较低。

另外，有不到5%的患者，骨穿孔部位会发生肿胀或有渗出液流出。这些术后症状会随时间减轻。

12. 临床注意点

牙槽骨内麻醉法不可用于有牙髓坏死、急性根尖性牙周炎或蜂窝织炎的患者。如果对这些患者实施牙槽骨内麻醉，会出现强烈疼痛，很难获得麻醉效果。另外，此麻醉方法也不适用于使用双膦酸盐类药物的患者。

作为辅助的消炎镇痛药

Li等对术前使用镇痛药与下颌神经阻滞麻醉的成功率直接做了一项Meta分析，结论是术前镇痛药与下颌神经阻滞麻醉成功率升高有关，当然得出结论还需要更多的研究。对于症状严重被诊断为不可逆性牙髓炎的牙齿，通常可以预测到其术前的麻醉难以奏效。这种情况下，可以在术前1小时，服用布洛芬或对乙酰氨基酚等镇痛药。特别是布洛芬可使局部的前列腺素浓度下降，因此可以抑制对局部神经末梢的刺激，有助于注射麻醉的起效。

然而，很多的临床研究报告称这种药物对不可逆性牙髓炎的麻醉没有明显效果。但Hargreaves等报告称术前的非甾体抗炎药（NSAIDs）使用，对术后疼痛有明显抑制作用，因此认为其对改善术后症状有效。

参考文献

[1] Haase A, et al. Comparing anesthetic efficacy of articaine versus lidocaine as a supplemental buccal infiltration of the mandibular first molar after an inferior alveolar nerve block. J Am Dent Assoc. 2008; 139(9): 1228-1235.

[2] Kanaa MD, et al. Articaine buccal infiltration enhances the effectiveness of lidocaine inferior alveolar nerve block. Int Endod J. 2009; 42(3): 238-246.

[3] Robertson D, et al. The anesthetic efficacy of articaine in buccal infiltration of mandibular posterior teeth. J Am Dent Assoc. 2007; 138(8): 1104-1112.

[4] Pabst L, et al. The efficacy of a repeated buccal infiltration of articaine in prolonging duration of pulpal anesthesia in the mandibular first molar. Anesth Prog. 2009; 56(4): 128-134.

[5] Walton RE, Abbott BJ. Periodontal ligament injection: a clinical evaluation. J Am Dent Assoc. 1981; 103(4): 571-575.

[6] Malamed SF. The periodontal ligament (PDL) injection: an alternative to inferior alveolar nerve block. Oral Surg Oral Med Oral Pathol. 1982; 53(2): 117-121.

[7] White JJ, et al. The periodontal ligament injection: a comparison of the efficacy in human maxillary and mandibular teeth. J Endod. 1988; 14(10): 508-514.

[8] Schleder JR, et al. The periodontal ligament injection: a comparison of 2% lidocaine, 3% mepivacaine, and 1:100,000 epinephrine to 2% lidocaine with 1:100,000 epinephrine in human mandibular premolars. J Endod. 1988; 14(8): 397-404.

[9] Dumbrigue HB, et al. A comparative study of anesthetic techniques for mandibular dental extraction. Am J Dent. 1997; 10(6): 275-278.

[10] Oztaş N, et al. The wand in pulp therapy: an alternative to inferior alveolar nerve block. Quintessence Int. 2005; 36(7-8): 559-564.

[11] Dreyer WP, et al. The route of periodontal ligament injection of local anesthetic solution. J Endod. 1983; 9(11): 471-474.

[12] Fuhs QM, et al. The periodontal ligament injection: histological effects on the periodontium in dogs. J Endod. 1983; 9(10): 411-415.

[13] Rawson RD, Orr DL 2nd. Vascular penetration following intraligamental injection. J Oral Maxillofac Surg. 1985; 43(8): 600-604.

[14] Walton RE. Distribution of solutions with the periodontal ligament injection: clinical, anatomical, and histological evidence. J Endod. 1986; 12(10): 492-500.

[15] Gray RJ, et al. Periodontal ligament injection: with or without a vasoconstrictor? Br Dent J. 1987; 162(7): 263-265.

[16] Kaufman E, et al. Pulpal anesthesia efficacy of four lidocaine solutions injected with an intraligamentary syringe. Oral Surg Oral Med Oral Pathol. 1994; 78(1): 17-21.

[17] Kim S. Ligamental injection: a physiological explanation of its efficacy. J Endod. 1986; 12(10): 486-491.

[18] Childers M, et al. Anesthetic efficacy of the periodontal ligament injection after an inferior alveolar nerve block. J Endod. 1996; 22(6): 317-320.

[19] Berlin J, et al. Efficacy of articaine and lidocaine in a primary intraligamentary injection administered with a computer-controlled local anesthetic delivery system. Oral Surg Oral Med Oral Pathol Oral Radiol Endod. 2005; 99(3): 361-366.

[20] D'Souza JE, et al. Periodontal ligament injection: an evaluation of the extent of anesthesia and postinjection discomfort. J Am Dent Assoc. 1987; 114(3): 341-344.

[21] Nusstein J, et al. Comparison of injection pain, heart rate increase, and postinjection pain of articaine and lidocaine in a primary intraligamentary injection administered with a computer-controlled local anesthetic delivery system. Anesth Prog. 2004; 51(4): 126-133.

[22] Nelson P. Letter to the editor. J Am Dent Assoc. 1981; 103: 692.

[23] Smith GN, Pashley DH. Periodontal ligament injection: evaluation of systemic effects. Oral Surg Oral Med Oral Pathol. 1983; 56(6): 571-574.

[24] Cannell H, et al. Are intraligamentary injections intravascular? Br Dent J. 1993; 175(8): 281-284.

[25] Cromley NL, Adams DF. The effect of intraligamentary injections on diseased periodontiums in dogs. Gen Dent. 1991; 39(1): 33-37.

[26] Kim S. Ligamental injection: a physiological explanation of its efficacy. J Endod. 1986; 12(10): 486-491.

[27] Plamondon TJ, et al. Pulp response to the combined effects of cavity preparation and periodontal ligament injection. Oper Dent. 1990; 15(3): 86-93.

[28] Brannstrom M, et al. Enamel hypoplasia in permanent teeth induced by periodontal ligament anesthesia of primary teeth. J Am Dent Assoc. 1984; 109(5): 735-736.

[29] Nusstein J, et al. Comparison of the degree of pulpal anesthesia achieved with the intraosseous injection and infiltration injection using 2% lidocaine with 1:100,000 epinephrine. Gen Dent. 2005; 53(1): 50-53.

[30] Andreasen JO, Kristerson L. The effect of limited drying or removal of the periodontal ligament. Periodontal healing after replantation of mature permanent incisors in monkeys. Acta Odontol Scand. 1981; 39(1): 1-13.

[31] Gallatin J, et al. A comparison of two intraosseous anesthetic techniques in mandibular posterior teeth. J Am Dent Assoc. 2003; 134(11): 1476-1484.

[32] Replogle K, et al. Anesthetic efficacy of the intraosseous injection of 2% lidocaine (1:100,000 epinephrine) and 3% mepivacaine in mandibular first molars. Oral Surg Oral Med Oral Pathol Oral Radiol Endod. 1997; 83(1): 30-37.

[33] Coggins R, et al. Anesthetic efficacy of the intraosseous injection in maxillary and mandibular teeth. Oral Surg Oral Med Oral Pathol Oral Radiol Endod. 1996; 81(6): 634-641.

[34] Replogle K, et al. Anesthetic efficacy of the intraosseous injection of 2% lidocaine (1:100,000 epinephrine) and 3% mepivacaine in mandibular first molars. Oral Surg Oral Med Oral Pathol Oral Radiol Endod. 1997; 83(1): 30-37.

[35] Dunbar D, et al. Anesthetic efficacy of the intraosseous injection after an inferior alveolar nerve block. J Endod. 1996; 22(9): 481-486.

[36] Reitz J, et al. Anesthetic efficacy of the intraosseous injection of 0.9 mL of 2% lidocaine (1:100,000 epinephrine) to augment an inferior alveolar nerve block. Oral Surg Oral Med Oral Pathol Oral Radiol Endod. 1998; 86(5): 516-523.

[37] Reisman D, et al. Anesthetic efficacy of the supplemental intraosseous injection of 3% mepivacaine in irreversible pulpitis. Oral Surg Oral Med Oral Pathol Oral Radiol Endod. 1997;

84(6): 676-682.

[38] Hull T, Rothwell B. Intraosseous anesthesia comparing lidocaine and etidocaine [abstract]. J Dent Res. 1998; 77: 197.

[39] Guglielmo A, et al. Anesthetic efficacy and heart rate effects of the supplemental intraosseous injection of 2% mepivacaine with 1:20,000 levonordefrin. Oral Surg Oral Med Oral Pathol Oral Radiol Endod. 1999; 87(3): 284-293.

[40] Stabile P, et al. Anesthetic efficacy and heart rate effects of the intraosseous injection of 1.5% etidocaine (1:200,000 epinephrine) after an inferior alveolar nerve block. Oral Surg Oral Med Oral Pathol Oral Radiol Endod. 2000; 89(4): 407-411.

[41] Gallatin E, et al. Anesthetic efficacy and heart rate effects of the intraosseous injection of 3% mepivacaine after an inferior alveolar nerve block. Oral Surg Oral Med Oral Pathol Oral Radiol Endod. 2000; 89(1): 83-87.

[42] Prohić S, et al. The efficacy of supplemental intraosseous anesthesia after insufficient mandibular block. Bosn J Basic Med Sci. 2005; 5(1): 57-60.

[43] Jensen J, et al. Anesthetic efficacy of a repeated intraosseous injection following a primary intraosseous injection. J Endod. 2008; 34(2): 126-130.

[44] Gallatin J, et al. A comparison of injection pain and postoperative pain of two intraosseous anesthetic techniques. Anesth Prog. 2003; 50(3): 111-120.

[45] Li C, et al. Preoperative oral nonsteroidal anti-inflammatory drugs for the success of the inferior alveolar nerve block in irreversible pulpitis treatment: a systematic review and meta-analysis based on randomized controlled trials. Quintessence Int. 2012; 43(3): 209-219.

[46] Hargreaves K, Keiser K. Local anesthetic failure in endodontics: Mechanisms and management. Endod Topics. 2003; 1: 26-39.

第3篇

全身疾病、局部因素和问题处理

Chapter 7

第7章　问题处理
——从循证角度解读麻醉不起效的原因

Chapter 8

第8章　全身疾病与局部因素

Chapter 9

第9章　局麻造成的系统性偶发症

Chapter 7

第7章
问题处理
——从循证角度解读麻醉不起效的原因

☑ 麻醉不起效的原因多数并不只有一个，要了解各种应对方法
☑ 麻醉不起效的原因大体可以分为技术原因、解剖学原因、生物学原因
☑ 理解人体的多样性，探究原因并对应采取适当措施，就可以解决多数的失败

　　作为临床医生，平时都会遇到麻醉不起效的情况。这对患者和医生都会造成不安感，从而影响治疗的预后。

　　如第4章中所述，麻醉起效特别困难的是下颌磨牙，这些位置的第一麻醉选择是下颌神经阻滞麻醉。以下颌神经阻滞麻醉为中心，本章将介绍麻醉不起效原因的3种分类（技术原因、解剖学原因、生物学原因），以及对每种原因的应对方法。

技术原因

1. 注射的正确性

　　为了获得较高的麻醉起效率，必须在正确的解剖位置注射麻药。虽然这样说，但人体有解剖变异，要准确客观地把握神经束的走行是极为困难的。不过，了解通常情况的解剖，在多数情况下还是能够成功完成下颌神经阻滞麻醉的。

　　Hannan等以医用超声仪引导下颌神经阻滞麻醉注射针的插入角度。据其报告，这样做可以正确进行注射，但并没有提高牙髓麻醉的起效率。Simon等用含10万倍肾上腺素的2%利多卡因进行下颌神经阻滞麻醉，使用神经刺激装置和不使用的情况下麻醉成功率没有差异。

译者注：这里引用文献的意思是使用神经刺激装置也不能提高下颌神经阻滞麻醉的成功率。

116

　　30多年前进行的另外两项实验也得出了同样的结论。Berns等和Galbreath等得出结论认为使用X线阻射的染色剂和X线片，预测下颌孔的位置，正确刺入注射针，并不能保证麻醉奏效。即使正确地刺入注射针，也有25%的病例麻醉没有奏效。从上述研究看来，注射的正确性并不是左右下颌神经阻滞麻醉成功与否的主要原因。

　　综上所述，下唇的麻木只是麻药正确注射的指标之一，即使有下唇麻木也存在牙髓麻醉不起效的情况，这时要考虑刺入位置以外的原因。尽管如此，特别是对于那些经验尚浅的临床医生来说，理解解剖还是非常重要的。

2. 下颌神经阻滞麻醉中麻醉针插入的深度

　　关于下颌神经阻滞麻醉中麻醉针刺入的深度，Malamed等和Bremer等分别认为应该是20~25mm和24mm。而Menke等的报告则认为是16mm。

　　如上所述，针刺入的深度也有差异。Hannan等用超声仪器分析刺入深度后，发现通常的方法进针深度为19mm，而使用超声仪器后深度为17mm。Simon等在比较麻醉时是否使用末端刺激装置的实验中发现，两种情况都会进针19mm，与Hannan等的数据类似。根据上述研究，最可信的数值应该是19mm。

3. 麻药注射速度

　　Kanaa等报告称麻药注射的时长60秒要比15秒麻醉起效更好。

4. 麻药注射量

　　下牙槽神经是三叉神经中最大支下颌神经的主干，要使其暂时麻痹，需要注射充足的麻药。如果麻药不足，无法充分渗透到下牙槽神经的神经膜，导致临床麻醉失败。以下几点是决定麻药注射量时需要考虑的因素。

　　从下牙槽神经的直径来考虑，麻药渗透神经膜，获得充分麻醉效果，最少需要注射1.5mL麻药。注射完1.5mL后，药管中剩余的0.3mL麻药，足够做颊侧的浸润麻醉。

　　治疗时间长时，中途有必要追加麻药。然而，也有医生会按照上文所述，进行了正确的下颌神经阻滞麻醉，在1.5mL麻药已经起到麻醉效果后，仍然注射不必要的麻药（当然除外不可逆性牙髓炎等明显麻醉难以起效的情况）。ADA认证的麻药说明书中都会写应该使用临床最低限度的麻药。

解剖学原因

1. 下颌舌骨肌神经的刺激传导

从临床和解剖的研究中，下颌舌骨肌神经经常被当作下颌麻醉失败的原因。Clack等以单独使用下颌神经阻滞麻醉和下颌神经阻滞麻醉并用下颌舌骨肌神经阻滞麻醉的两组患者做对比，发现并用下颌舌骨肌神经阻滞麻醉的牙髓麻醉起效率明显增加。从上述报告中，可以推测临床上下颌舌骨肌神经是下颌神经阻滞麻醉的主要原因。但是解剖学上，下颌舌骨肌神经走行于下颌舌骨肌的深部（肌肉下方），因此在实际临床上即使尝试对下颌舌骨肌神经做阻滞麻醉，麻药效果是否能达到也存在疑问。

2. 对侧同名神经的延长

下颌中切牙和侧切牙有时是由对侧的下颌神经所支配的，但这成为下颌神经阻滞麻醉失败原因的可能性极小。实际上即使将两侧下颌神经都做阻滞麻醉，前牙和侧切牙也无法获得麻醉效果。

3. 双下颌管

Langlais等报告称在全景片上有0.95%的概率可以看到双下颌管。最近使用CBCT的研究显示有16%～65%的病例存在双下颌管。然而，双下颌管是否与下颌神经阻滞麻醉的失败有直接因果关系仍不明确，需要进一步研究。

4. 内层神经束理论（Central Core Theory）

目前，内层神经束理论是最合理的下颌神经阻滞麻醉失败的原因。这种理论认为，外层的神经束支配后牙区，内层的神经束支配前牙区。因此，即使做了正确的麻醉注射，麻药也可能没有到达支配前牙区的内层神经束，这可以解释临床研究中前牙区麻醉起效率低的现象。另外，注射的麻药朝抵抗较弱的翼下颌间隙流出，也是一个原因。因此，即使在解剖学上正确进针，由于翼下颌间隙的解剖构造和下颌神经的位置变异，麻药可能无法充分到达神经而不能起效（**图7-1**）。

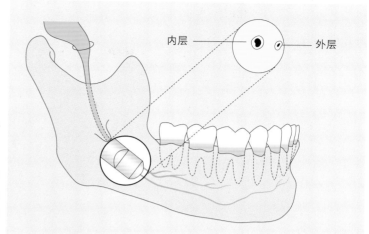

图7-1　内层神经束理论认为：神经束的外层（Mantle）是支配后牙区的神经纤维，而内层（Core）是支配前牙区的神经纤维，因此下颌神经阻滞麻醉在后牙区的成功率高、前牙区低

生物学原因

1. 药物耐受性

有报告证实组织对麻药有耐受性。报告称有红发的女性的基因中，会有基因导致对疼痛敏感，对皮下利多卡因有耐受性。

2. 组织的pH

炎症状态的组织pH通常较低，会妨碍钠通道的阻断，从而妨碍麻醉起效。甲哌卡因由于本身pH较低，相对利多卡因可以抵御组织中的低pH的影响。但是，对于pH低的脓肿部位，它也存在局限性。炎症状态也影响到血液循环，导致局部的血管扩张，所以麻药要比正常情况下更早从局部被排出。

3. 局部感受

炎症状态还会使局部感受器兴奋，对外界刺激敏感。缓激肽使C-受体活化。同时使PGE2的传导阈值下降，导致心跳等平时无害的刺激也会被当成疼痛。这就是"心跳痛"。另外由于炎症，神经纤维伸出新的分支，增加了刺激感受器。

4. 中枢感受

由于中枢神经的感受和局部感受一样，即使是轻度的刺激也会导致刺激被传导，使局麻难以奏效。

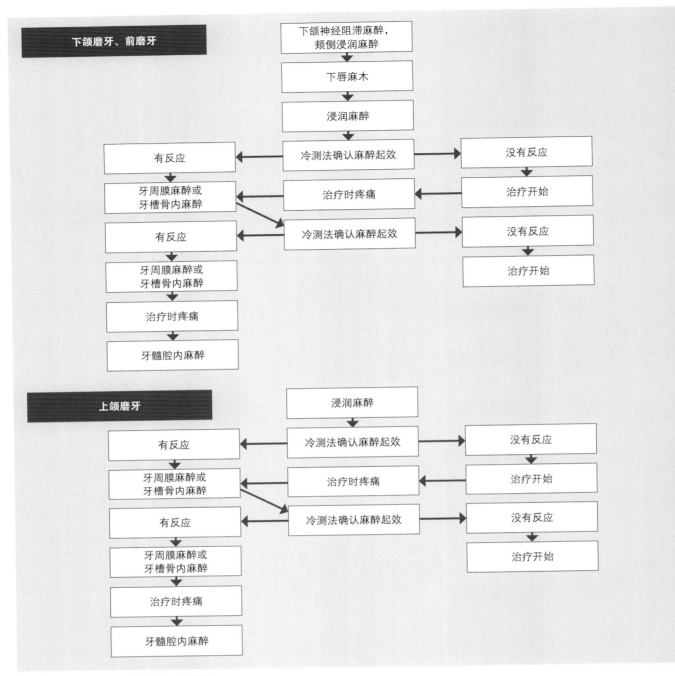

图7-2　不可逆性牙髓炎的麻醉流程图

5. 心理因素

精神紧张会导致疼痛阈值下降，妨碍麻药起效。

最后，以本章内容为基础，为大家展示在不可逆性牙髓炎中的麻醉流程（**图7-2**）。

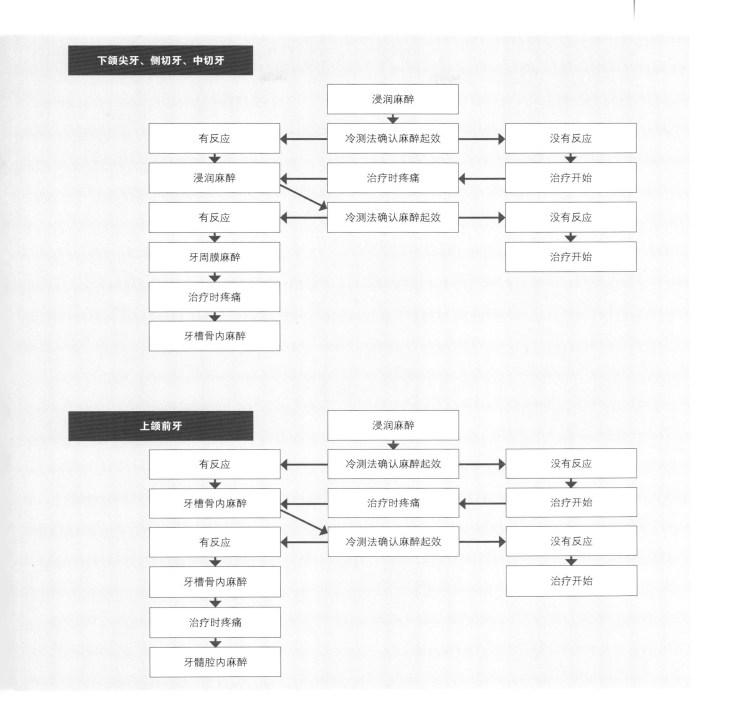

参考文献

[1] Hannan L, et al. The use of ultrasound for guiding needle placement for inferior alveolar nerve blocks. Oral Surg Oral Med Oral Pathol Oral Radiol Endod. 1999; 87(6): 658-665.

[2] Simon F, et al. A prospective, randomized single-blind study of the anesthetic efficacy of the inferior alveolar nerve block administered with a peripheral nerve stimulator. J Endod. 2010; 36(3): 429-433.

[3] Berns JM, Sadove MS. Mandibular block injection: a method of study using an injected radiopaque material. J Am Dent Assoc. 1962; 65: 735-745.

[4] Galbreath JC. Tracing the course of the mandibular block injection. Oral Surg Oral Med Oral Pathol. 1970; 30(4): 571-582.

[5] Malamed S. Handbook of local anesthesia. 6th ed. Mosby, 2012; 387.

[6] Bremer G. Measurements of special significance in connection with anesthesia of the inferior alveolar nerve. Oral Surg Oral Med Oral Pathol. 1952; 5(9): 966-988.

[7] Menke RA, Gowgiel JM. Short-needle block anesthesia at the mandibular foramen. J Am Dent Assoc. 1979; 99(1): 27-30.

[8] Kanaa MD, et al. Speed of injection influences efficacy of inferior alveolar nerve blocks: a double-blind randomized controlled trial in volunteers. J Endod. 2006; 32(10): 919-923.

[9] Frommer J, et al. The possible role of the mylohyoid nerve in mandibular posterior tooth sensation. J Am Dent Assoc. 1972; 85(1): 113-117.

[10] Wilson S, et al. The inferior alveolar and mylohyoid nerves: an anatomic study and relationship to local anesthesia of the anterior mandibular teeth. J Am Dent Assoc. 1984; 108(3): 350-352.

[11] Clark S, et al. Anesthetic efficacy of the mylohyoid nerve block and combination inferior alveolar nerve block/mylohyoid nerve block. Oral Surg Oral Med Oral Pathol Oral Radiol Endod. 1999; 87(5): 557-563.

[12] Yonchak T, et al. Anesthetic efficacy of unilateral and bilateral inferior alveolar nerve blocks to determine cross innervation in anterior teeth. Oral Surg Oral Med Oral Pathol Oral Radiol Endod. 2001; 92(2): 132-135.

[13] Rood J. The nerve supply of the mandibular incisor region. Br Dent J. 1977; 143: 227-230.

[14] Langlais RP, et al. Bifid mandibular canals in panoramic radiographs. J Am Dent Assoc. 1985; 110(6): 923-926.

[15] Kuribayashi A, et al. Bifid mandibular canals: cone beam computed tomography evaluation. Dentomaxillofac Radiol. 2010; 39(4): 235-239.

[16] Naitoh M, et al. Observation of bifid mandibular canal using cone-beam computerized tomography. Int J Oral Maxillofac Implants. 2009; 24(1): 155-159.

[17] de Jong RH. Local anesthetics. Mosby, 1994.

[18] Strichartz G. Molecular mechanisms of nerve block by local anesthetics. Anesthesiology. 1976; 45(4): 421-441.

[19] Liem EB, et al. Increased sensitivity to thermal pain and reduced subcutaneous lidocaine efficacy in redheads. Anesthesiology. 2005; 102(3): 509-514.

[20] Henry MA, Hargreaves KM. Peripheral mechanisms of odontogenic pain. Dent Clin North Am. 2007; 51(1): 19-44, v.

[21] O'Brien TP, et al. Effect of a non-steroidal anti-inflammatory drug on tissue levels of immunoreactive prostaglandin E2, immunoreactive leukotriene, and pain after periodontal surgery. J Periodontol. 1996; 67(12): 1307-1316.

[22] Strichartz GR. Novel ideas of local anaesthetic actions on various ion channels to ameliorate postoperative pain. Br J Anaesth. 2008; 101(1): 45-47.

[23] Hargreaves K, Keiser K. Local anesthetic failure in endodontics: Mechanisms and management. Endod Topics. 2003; 1: 26-39.

[24] Owatz CB, et al. The incidence of mechanical allodynia in patients with irreversible pulpitis. J Endod. 2007; 33(5): 552-556.

[25] van Wijk AJ, Hoogstraten J. Anxiety and pain during dental injections. J Dent. 2009; 37(9): 700-704.

[26] Arntz A, et al. The influence of anxiety on pain: attentional and attributional mediators. Pain. 1994; 56(3): 307-314.

Chapter 8

第8章
全身疾病与局部因素

口腔医院中的紧急处理

口腔医院中，由口腔医生来建立静脉通路的机会非常少。日常口腔诊疗中，多数紧急情况下，患者的血压降低，比平时更难建立静脉通路，而且做处置的口腔医疗工作者往往会处于极度紧张状态，为了顺利进行静脉通路的建立和给药，需要积累相当多的经验。2014年《British Dental Journal》刊载的一篇关于系统性偶发症处理的论文表示，并不推荐口腔医疗工作者以紧急给药为目的的建立静脉通路。

在心肺复苏的研究和教育方面被认为是世界性权威的美国心脏协会（American Heart Association，AHA）指出，在心脏停搏的复苏现场，以医疗人员顺畅沟通为核心的团队活力才是最为重要的。团队活力是一种闭环沟通（双向沟通），由明确的信息、明确的职责和分工、把握自己的界限、信息共享、建设性干预、再评估和总结、互相尊重等8个要素所构成（**图8-1**）。

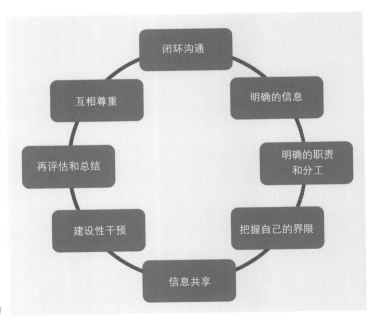

图8-1 团队活力

应对患者紧急情况时，"把握自己的界限"就是不做不熟悉的处置，除非有经验的医生或口腔医生在旁边指导，而在主治医生没有信心采取处置时，应立即联系急救人员。包括诊断和上述静脉通路建立在内，对于没有信心的处置，要优先呼叫急救。错误的药物选择或耽误时间做不熟悉的处置，难免会使患者的状态发生恶化。

高血压病

☑高血压病患者多伴有脑血管疾病、心脏病、慢性肾病、动脉硬化等，有时可以通过会诊得以明确诊断

☑高血压病患者进行局麻处置时，要事先确认患者所服的降压药种类

☑收缩期血压180mmHg/舒张期血压110mmHg以上（满足任意一项）的情况下，建议中断治疗

1. 为什么在局麻时有必要多加注意？

日本高血压病患者推测有4300万，可以预见治疗中遇到高血压病患者的机会非常多。局麻时，对针刺的恐惧心理和进针时的疼痛都会对患者造成压力。压力造成内源性儿茶酚胺释放，血压上升。另外，局麻药物中含的血管收缩剂肾上腺素也会影响血压。肾上腺素有收缩血管和增加心搏出量的作用，从而可能造成血压上升。

在这种环境下，可以预计到高血压病患者有较强的血压上升倾向。显著的血压上升会导致高血压脑病和颅内出血等严重的并发症。

2. 处置前的注意点

问诊时要询问平时血压的相关情况。如果患者每天都在记录血压的变化，则需确认该记录。几乎所有的高血压病患者都在服用降压药，要确认服药情况。特别是服用α受体阻断剂和β受体阻断剂的患者尤其要注意（参考127页和128页）。患者本人不了解平时血压情况以及口服药物不明的时候，需要与内科主治医生会诊。高血压病患者很多合并患有脑血管疾病、心脏病、慢性肾病、动脉硬化等疾病，有时可以通过会诊得以明确诊断。

笔者在治疗高血压病患者前一定会测量患者的生命体征。以前，曾经经历过有患者仅是坐上牙椅收缩压就超过200mmHg的情况，然而患者却没有任何头痛或眩晕等自觉症状。对于这种患者，不做生命体征检测，根本不会注意到其血压升高。

虽然还没有专门的认定标准，但有报告认为收缩期血压180mmHg/舒张期血压110mmHg可以作为一条界线，在此以下的多数口腔医生可以不用咨询内科医生就提供紧急的治疗。对于在此界线以上的，收缩期血压高于180mmHg或者舒张期血压高于110mmHg的情况，多推荐中断治疗。因此，要么延期等血压降到180mmHg/110mmHg（收缩期/舒张期血压都满足标准）以后再进行处置，要么转移到大学医院或综合医院的口腔进行处置。如果是可以做静脉镇静的机构，由于药物的抗焦虑作用会减轻患者的不安，可以有降压的效果。

3. 处置中的注意点

通用名"盐酸利多卡因肾上腺素注射液"的说明书会写明：有高血压病、动脉硬化、心功能不全、甲状腺功能亢进、糖尿病、血管痉挛既往史的患者原则上禁忌使用。所谓原则上禁忌，可以解释为"基本上是不可以使用的，但在主治医生判断为不使用就会妨碍治疗的情况下，可以由主治医生承担责任来使用"。因此，对高血压病患者使用含肾上腺素的局麻药物时，一定要在严密的全身管理下，谨慎使用。具体方法参见128页与129页。

血压如以下公式所示，是由心搏出量和末梢血管阻力的乘积得出的。局麻药物含的血管收缩药物肾上腺素有刺激α受体和β受体的作用。

平均血压=心搏出量 × 末梢血管阻力

※平均血压=（收缩期血压–舒张期血压）/3+舒张期血压

※心搏出量（一分钟内心脏输出的血液量）=单次搏出量（一次心脏收缩输出的血液量） × 心率

※末梢血管阻力（末梢血管中血液流动的难度）

α受体激动会使末梢血管收缩。末梢血管收缩会使阻力增加，血压上升。这种原理类似于橡胶水管，用手从外侧挤压水管的时候，水压就会变强。如果把水管换成血管，血管的收缩就相当于挤压水管（**图8-2**）。所以说，血管收缩会导致血压升高。另外，肾上腺素有β1受体激动作用，会增加单次搏出量也会增加心率。根据上述公式单次搏出量和心率增加，整个的心搏出量就会增加，血压也会升高。实际上，要想产生α受体的刺激作用，需要相当高的肾上腺素血液浓度，通常的口腔治疗使用量基本不会产生这种作用。

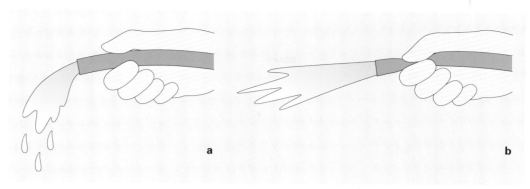

图8-2　模拟末梢血管阻力增加造成血压上升
a：水管流出的水流较缓慢；b：从外侧用手指挤压水管，可以让水流快速喷出

表8-1　收缩压和含肾上腺素的局麻药物使用量的大致参考（此表根据椨山，2013和佐藤，2005而制成）

收缩压	局麻药物
180mmHg以上	不给药
160～179mmHg	含8万倍肾上腺素的2%利多卡因0.9mL
140～159mmHg	含8万倍肾上腺素的2%利多卡因1.8mL
140mmHg	含8万倍肾上腺素的2%利多卡因3.6mL

　　另一方面，肾上腺素通过刺激β2受体，会使骨骼肌的血管扩张，有减少末梢血管阻力的作用。如此一来，肾上腺素会产生增加心搏出量（升高血压）和减少末梢血管阻力（降低血压）这两种相反的作用，基本不会造成血压的变动。不过，这种反应因人而异，因此要时刻考虑到对高血压病患者使用含肾上腺素药物导致血压升高的可能性。

　　对高血压病患者使用含肾上腺素的局麻药物时，建议以患者的收缩压作为给药量的参考指标（**表8-1**）。收缩压小于140mmHg时，可以给含8万倍肾上腺素的2%利多卡因3.6mL（1.8mL药管2支）。小于160mmHg时，可以给1.8mL（药管1支）。小于180mmHg时，可以给0.9mL（药管半支）。超过180mmHg时应终止治疗，不应使用局麻药物。

　　有的高血压病患者会服用非选择性β受体阻断剂作为降压药（**表8-2**）。这些患者在做局麻时，肾上腺素给药量应该控制在1.8mL药管1支以下（肾上腺素22.5μg）。理由是服用β受体阻断剂，会使患者体内β受体失效，而给予肾上腺素时对α受体的刺

表8-2 有 α / β 受体阻断的药物举例

	商品名	通用名
α受体阻断剂（降压药）	EBRANTIL®	乌拉地尔
	Cardenalin®	甲磺酸多沙唑嗪
	Detantol®	盐酸布那唑嗪
	Minipress®	盐酸哌唑秦
抗精神病药（有α受体阻断作用）药品说明书中有禁忌与肾上腺素同时使用的内容	Wintermin®/CONTOMIN®	盐酸氯丙嗪
	Serenace®	氟哌啶醇
	ABILIFY®	阿立哌唑
	Zyprexa®	奥氮平
	Seroquel®	富马酸喹硫平
	CLOZARIL®	氯氮平
	Invega®	帕利哌酮
	LONASEN®	布南色林
	Lullan®	盐酸哌罗匹隆
	RISPERDAL®	利培酮
非选择性β受体阻断剂	INDERAL®	盐酸普萘洛尔
	NADIC®	纳多洛尔
	HYPADIL	尼普地洛
	CARVISKEN®	吲哚洛尔
	Mikelan®	盐酸卡替洛尔

激作用会占主导，这样有由于血管收缩导致血压过度升高的危险。相反，降压药和抗精神病药物中有α受体阻断作用的药物（**表8-2**）。对于服用α受体阻断剂的患者使用肾上腺素，β受体刺激作用会占主导，血管扩张（主要是由β2受体刺激作用导致的骨骼肌血管扩张）可能会造成血压过度降低（有α受体阻断作用的抗精神病药物禁忌与肾上腺素同时使用）。为了避免发生这些情况，在进行局麻操作前务必要确认患者正在服用的降压药成分。

表8-1所示肾上腺素的给药量，必须在测定患者血压后才能应用。和处置前的注意点相同，对高血压病患者进行局麻时，强烈推荐进行生命体征的监测。为了保证患者的生命体征平稳，到治疗结束为止，最长间隔5分钟就要测定一次。曾有局麻后血压急剧上升的病例报告。为了连续监测生命体征，不能使用家用的血压计，要使用带有血压、心率、血氧饱和度（SpO_2）、心电图功能的生命监测仪。

为了减轻进针时的疼痛，要使用表面麻醉，并缓慢注射（建议使用无痛麻醉仪），进针时要适当牵拉黏膜。另外，对局麻药物的选择也很重要。如前所述，含肾上腺素的局麻药物的使用量受到患者血压和服用药物的限制。给到允许最大值用量后，如果遇到需要追加给药的情况（没有获得充分的镇痛效果，或者需要进行更大范围的处置时），可以考虑使用Citanest-Octapressin®（盐酸丙胺卡因/苯赖加压素）。由于Citanest-Octapressin®不含肾上腺素，在给予含肾上腺素的局麻药物后也可以使用。因此对高血压病患者使用局麻药物时，在准备口腔用Xylocaine®等盐酸利多卡因/肾上腺素治剂之外，还应备用Citanest-Octapressin®。Citanest-Octapressin®所含的血管收缩剂苯赖加压素，在动物实验中有报告称大量给药会造成冠状动脉的血流减少，因此建议最大使用量到3支为止。

4. 紧急情况的应对

局麻后收缩期血压超过180mmHg或舒张期血压超过110mmHg时，应中断处置，让患者保持安静。血压上升可能是由于进针时的压力所造成的内源性儿茶酚胺升高，休息一段时间血压可能下降。一项对健康成年人使用含8万倍肾上腺素的2%利多卡因3.2mL（肾上腺素40μg）的研究中发现，在注射局麻药物3～5分钟后，血中的肾上腺素浓度达到峰值，其后逐渐降低，到30分钟后维持在峰值的50%左右。因此，由于使用肾上腺素所导致的血压升高（外因性），要想仅以安静来让血压恢复到给药前的相同水平需要花很长时间。

作为血压上升时的应对方法，首先让患者恢复到坐位或半坐位。如果保持水平位，从下肢回到心脏的血流增加，可能导致血压进一步升高，所以要避免水平位。经过休息血压也不下降，如果还发现有中枢神经症状（头痛、恶心、意识障碍等），要寻求专科医生的指示。

收缩压超过200mmHg时，要尽早降低血压，考虑使用药物。给降压药，可以使用Adalat®胶囊（硝苯地平）5mg或10mg口服。起效需要20～30分钟。能够迅速起效的Adalat®胶囊舌下含服，由于伴有血压过度降低的危险，被禁止使用。

缺血性心脏病

要点

☑心肌梗死发作后30天以内存在再梗死、心律不齐、心力衰弱的风险，不应该进行口腔治疗

☑胸部中央出现数分钟持续性的不适压迫感、绞痛感、疼痛等情况，应怀疑是缺血性心脏病

☑缺血性心脏病的治疗中，最重要的是尽早把患者送到可以进行再灌注治疗的医疗机构

1. 为什么在局麻时有必要多加注意？

　　缺血性心脏病是给心脏供血的冠状动脉由于血栓而变得狭窄或堵塞，心肌供氧不足导致的病症，包括心绞痛和心肌梗死。局麻药物中含的肾上腺素，有α/β受体激动作用，造成血管收缩、心收缩力量加强、心率增加，导致心脏负荷加重，心肌需氧量也增大。

　　患者健康，对应需氧量增大，流向心肌的含氧血液也会增加，但缺血性心脏病患者的冠状动脉狭窄或堵塞，导致无法供应足够的氧气。相对心肌需氧量增加，缺血状态一直持续，缺血性心脏病就会发作、恶化。

2. 处置前的注意点

　　过去，一般认为心肌梗死发作半年以内再次发作的危险性高，不能做口腔治疗。但近年来发作后进行针对性治疗的机会增多，出现了更多全身状态良好的患者。现在心肌梗死发作后30天内有再梗死、心律不齐、心脏功能不全发病的风险，可以考虑在这段时间内避免进行口腔治疗。

　　问诊时要确认平时生活中有无自觉症状。此时可以参考CCS心绞痛严重程度分类（Grading of Angina of Effort by the Canadian Cardiovascular Society，**表8-3**）。通常到口腔医院就诊的缺血性心脏病患者多为Ⅰ度或Ⅱ度，但最近随着患者复诊需求的增加，也会遇到Ⅲ度以上的患者。在对这种患者进行处置前，推荐先请内科医生会诊。

　　在会诊单上对患者病情做描述时，应将准备进行的处置内容、处置时间、计划所用局麻药物的种类（是否含肾上腺素）、预计使用量等传达给内科医生。由于内科医生不会精通口腔的具体处置内容，需要用容易理解的方法将其简洁说明。多数缺血性心脏病患者为了防止冠状动脉血栓形成，会服用抗血小板药物或抗凝药物，关于这些药物在问诊时就要把握好（关于抗血栓的治疗，请参见"脑卒中"）。

表8-3　CCS心绞痛严重程度分类和局麻药物的选择标准（此表根据椥山，2013和Campeau，1976而制成）

CCS心绞痛严重程度分类		局麻药物
Ⅰ度	步行或上楼梯等普通身体活动不会引起心绞痛。工作或娱乐中剧烈运动或长时间劳动会出现心绞痛	含8万倍肾上腺素的2%利多卡因3.6mL以内
Ⅱ度	普通身体活动轻度受限。快速走路、上楼梯、上坡、进食后、寒冷时、吹强风时、情感上受到压力时、起床后数小时以内、走路或上台阶会出现心绞痛	含8万倍肾上腺素的2%利多卡因1.8mL以内
Ⅲ度	普通身体活动明显受限。以普通速度或在普通状态下，平地走一两个路口、普通台阶上一层楼时会出现心绞痛	含8万倍肾上腺素的2%利多卡因0.9mL以内
Ⅳ度	所有身体活动都伴有不适感或疼痛。平静时也有心绞痛发作	禁做口腔治疗

3. 处置中的注意点

对缺血性心脏病患者进行局麻时，提倡对照上文CCS心绞痛严重程度分类来确定给药量（**表8-3**）。基本上，要求肾上腺素的给药量要低于健康患者，如果需要追加给药，应考虑使用不含肾上腺素的Citanest-Octapressin®。但考虑到Citanest-Octapressin®中含的苯赖加压素有造成冠状动脉血流减少的危险，建议使用量控制在3支以内。

本病患者在治疗时强烈推荐进行生命体征监测。肾上腺素会造成血压和心率上升，但如果有生命体征监测可以马上注意到这些变化。患者的生命体征是在不断变化的，因此到治疗结束为止，最长间隔5分钟要检测一次。

另外，以测得的生命体征数值为基础，可以评估RPP（Rate Pressure Product）。RPP是收缩压和心率的乘积，缺血性心脏病患者RPP超过12000（比如收缩压120mmHg，心率100次/min），就容易出现缺血性心脏病。因此，局麻后要一直注意生命体征，血压和心率上升时，要根据RPP数值来判断何时终止处置。市面上的心电监护仪之中BP-A308D监护仪（fukuda colin co.,ltd.）等产品可以直接在画面上表示RPP，无需自己计算，在治疗中使用便利。

心电监护仪中如果有心电图监测，万一患者在治疗中发生心肌梗死或心绞痛，心电图对诊断也有帮助。心电图的判读比较困难，多数口腔医生都不擅长。所以本文中，仅对缺血性心脏病发作时的心电图变化特征加以说明。在手术室中，心电图的电极应该贴在患者的左右胸部（锁骨稍下方）和左腹部，但在口腔门诊多贴在右腕部（红色导线）、左腕部（黄色导线）、左下肢（绿色导线）（**图8-3**）。通常监测的心电图为靠近心电轴的Ⅱ导联波形。

心电图的正常波形是由P波、QRS波、T波组成的（虽然存在有U波，但因为常常看不见，这里就省略掉）。T波后出现P波、QRS波，再从T波反复循环。QRS波结束后

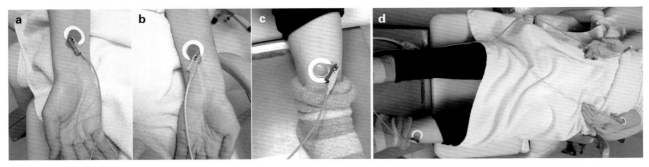

图8-3　心电监测电极的连接

a：红色导线（右腕部）；b：黄色导线（左腕部）；c：绿色导线（左下肢）；d：心电监测电极连接后的整体照片。各电极分别贴于右腕部（红色导线）、左腕部（黄色导线）、左下肢（绿色导线）

到下一个T波开始之间有ST段，缺血性心脏病发作时，多发现ST段有变化。正常心电图中ST段几乎与等电位线等高。等电位线为T波结束到下一次P波开始的部分。但在心肌梗死时，ST段比等电位线要高（ST段抬高），劳作性心绞痛时，ST段比等电位线要低（ST段压低）（**图8-4**）。知道这些变化，可以早期发现患者的异常。

因此，对缺血性心脏病患者进行处置前，要做心电监护，打印出心电图。如果在治疗中患者主诉胸痛或胸部压迫感，应立即打印出心电图与处置前心电图做比较。这样就更容易判断ST段的变化，十分有用。

4. 紧急情况的应对

患者主诉胸部中央有持续数分钟（2～3分钟以上）的不适压迫感、绞扼感或疼痛时，或者心电图ST段出现变化时，都要怀疑是缺血性心脏病。有的患者没有疼痛，只主诉有压迫感或绞扼感（胸部像被勒紧一样或者胸部如被压了重物一样的感觉），所以务必要注意。另外，也存在部分患者不在胸部，而是在肩部、颈部、单只手臂、背部、下颌等其他部位出现疼痛或不适感症状。更有甚者，有的患者会出现目眩、晕厥、冷汗、恶心等症状。

在缺血性心脏病的治疗中，最重要的是尽早将患者送到能使其实现再灌注疗法（血栓溶解疗法或放置冠状动脉支架）的医疗机构。因此，在怀疑发生缺血性心脏病时，应立即拨打120，呼叫急救人员。以下介绍的应对方法仅限于急救人员到达前使用。

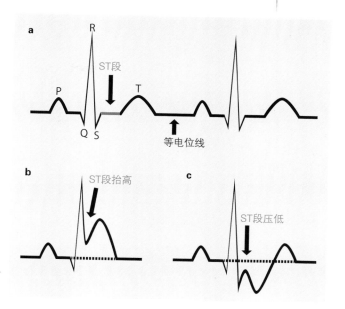

图8-4 心电图波形举例
a：正常心电图波形；b：ST段抬
高；c：ST段压低

　　患者表现出呼吸困难，低氧血症（SpO$_2$<90%）时，应开始吸氧，流量为4L/min，调节流量让SpO$_2$恢复到90%以上。冠状动脉积聚的薄纤维性膜中含大量脂类，其内部有被激活的巨噬细胞和T淋巴细胞等很多炎性细胞，如果这种不稳定的斑块突然破裂，接着就有血小板聚集，形成血栓导致心肌梗死和心绞痛。

　　有临床实验的报告称，给予有抗血小板作用的阿司匹林，可以降低死亡率。患者没有近期的消化道出血或阿司匹林过敏的既往史，可以让患者咀嚼服用阿司匹林160～325mg（Bayaspirin®片100mg2片或3片，也可服用BUFFERIN® Combination Tablets A81，2～4片）。嚼碎服用可以更快起效。

　　硝酸甘油或硝酸异山梨酯等硝酸类药物作为缺血性心脏病的治疗药广为人知。硝酸类药物有扩张冠状动脉和末梢动静脉的作用，可以减轻左心室和右心室的负担，还可以降低血压，减少心肌耗氧量。此类药物还可以缓解或预防冠状动脉痉挛，并且由于增加了侧支血流，改善缺血心肌的血供，它们还有助于缓解胸部症状。但是，在使用时应该注意，有以下情况之一的均属硝酸类药物的使用禁忌证：收缩压不到90mmHg，心率明显降低（心率不到50次/min），心动过速（心率超过100次/min），最近服用过磷酸二酯酶阻断剂（阳痿治疗药物：VIAGRA®片等），心脏下壁或右心室梗死。如上文所述，硝酸类药物有扩张末梢动静脉的作用），如果用于有上述禁忌证的患者，有可能造成血压过度降低。缺血性心脏病患者的血压过度降低，流向心肌的血供就会进一步减少，症状加重。如果没有禁忌证，则让患者舌下含服一粒硝酸甘油（Nitropen®舌下片0.3mg），或者用喷雾（Myocor®喷雾0.3mg）

在舌下喷涂一次。如果症状持续，在3~5分钟内合计可以给药或喷雾3次，但要十分注意使用中会并发血压降低。

脑卒中

☑脑卒中发病后6个月内再发作的可能性高，因此建议避免口腔治疗

☑由于无法排除出血和形成血肿的可能性，对于抗血栓治疗中的患者原则上不进行阻滞麻醉

☑使用辛辛那提院前脑卒中评分量表可以帮助医生简单快速发现脑卒中的初期症状

1. 为什么在局麻时有必要多加注意?

脑卒中是脑的一部分出现缺血（缺血性脑卒中）或出血（出血性脑卒中）而引起功能障碍，同时或单独存在脑血管因病理变化而引起一过性损伤的状态。不同报告有所差异，但缺血性脑卒中占脑卒中整体的70%~80%，而出血性脑卒中则占20%~30%。

脑卒中患者多并发有高血压病、缺血性心脏病、房颤等心血管系统疾病，由于针刺所带来的疼痛和不安造成内源性儿茶酚胺分泌增加，或者由于局麻药物所含肾上腺素造成血压或心率升高，会使心血管疾病恶化。特别对于有出血性脑卒中既往史的患者，口腔治疗中的血压升高是再出血的危险因素。

2. 处置前的注意点

由于脑卒中发作后6个月内再发作的可能性高，脑卒中患者进行口腔治疗的时机一般建议避开这段时间。如果是在这段时间内有需要紧急处置的情况，则务必与其心脑血管主治医生进行会诊。

脑卒中的风险因素有高血压病、缺血性心脏病、糖尿病等，在问诊时要确认患者是否有上述并发症。缺血性脑卒中可分为动脉粥样硬化血栓性脑梗死、腔隙性脑梗死、心源性脑梗死、一过性脑缺血发作等，出血性脑卒中可分为高血压性脑出血、蛛网膜下腔出血等。

心源性脑梗死是由于心脏左心房或左心室内的血栓脱落，由血液运送到大脑而

造成的脑动脉阻塞的结果。心脏内的血栓形成原因多与房颤有关。房颤是心房内异常高频电活动，不能形成有效的心房收缩。而心房收缩消失会导致心房内的血流减少，形成血栓。从心房来的电刺激不规则地传导到房室结，因此心室收缩也变得不规则（会感到心脏无规律跳动）。

为预防房颤造成的血栓形成，会使用华法林或新型口服抗凝药物等进行抗凝治疗。新型口服抗凝药物近年来主要是非维生素K拮抗型口服抗凝药或者是直接型口服抗凝药，其作用机制（直接阻断凝血酶生成或抑制参与凝血过程的第X因子）与华法林不同。新型口服抗凝药物有Prazaxa®（达比加群酯）、Xarelto®（利伐沙班）、Eliquis®（阿哌沙班）、LIXIANA®（依度沙班）等。新型口服抗凝药物与华法林相比有发生颅内出血的比例低、饮食几乎不受影响、与其他药物的相互作用少、起效迅速、半衰期短等诸多优势，近年来使用增多。

另外，动脉粥样硬化血栓性脑梗死和腔隙性脑梗死的患者，多会服用以预防再次发作为目的的抗血小板药物。特别是Bayaspirin®（阿司匹林）、BUFFERIN Combination TabletsA81（阿司匹林）、Plavix®（硫酸氯吡格雷）、Pletaal®（西洛他唑）、Panaldine®（盐酸噻氯匹定）对预防再发作很有效果。多数缺血性脑卒中患者会使用抗凝药（华法林、新型口服抗凝药物）或抗血小板药物作为抗血栓治疗。在日本的《抗血栓治疗患者的拔牙相关指南》（2015年修订版）中规定，由于无法排除出血和形成血肿的可能性，对于抗血栓治疗的患者原则上不进行阻滞麻醉。

3. 处置中的注意点

脑卒中患者多伴有高血压病、缺血性心脏病、房颤等心血管系统疾病，进行局麻操作时强烈建议使用心电监护仪监测生命体征。

有病例报告曾描述一位58岁有高血压病的女性患者，在拔牙前接受局麻（含2.5万倍去甲肾上腺素的2%利多卡因1.8mL），给药后数分钟患者意识丧失，2小时后死亡。尸检结果认定死亡原因是大脑中动脉的动脉瘤破裂导致的蛛网膜下腔出血。局麻药物含的肾上腺素造成血管收缩（α受体激动作用），以及局麻时的不安刺激内源性儿茶酚胺释放，其结果是患者血压急剧升高，导致蛛网膜下腔出血。

肾上腺素有α受体激动作用也有β受体激动作用，因此骨骼肌血管扩张（β2受体激动作用）会使末梢血管阻力减少，血压不会大幅变化。而去甲肾上腺素只有α受体刺激作用，血管收缩造成末梢血管阻力增加，血压升高。由于担心过度的血压上升，现在含去甲肾上腺素的药物已经停止出售，临床不再使用了。尽管这样，为了进一步避免患者由于压力导致的内源性儿茶酚胺释放，仍然要用心采用疼痛较小的给药方法。关于血压值与可以使用的局麻药量，请参考"高血压病"部分。

4. 紧急情况的应对

　　口腔治疗中怀疑出现脑卒中时，应立即拨打急救电话，请求急救人员支援。使用辛辛那提院前脑卒中评分量表可以帮助医生简单、快速发现脑卒中的初期症状。这个量表以3项身体表现作为判断基准。第一，面部下垂。让患者露齿笑，如果其面部左右两侧同样运动则为正常，两侧无法同样运动则为异常（**图8-5a**）。这是在评估是否有脑卒中造成的中枢性面神经麻痹。第二，上肢无力。让患者闭眼，掌心向上平举手臂10秒。两臂可以做同样动作则为正常，有单臂无法抬起，或一侧比另一侧抬起位置低且晃动则为异常（**图8-5b**）。这是判断是否有脑卒中造成的半身不遂。第三，语音异常。让患者说"吃葡萄不吐葡萄皮"（英文原文为"You can't teach an old dog new tricks"），清晰正确发音则为正常，语音不清晰或语言错误，甚至无法说话时则为异常。这是在评估是否有脑卒中造成的失语、发音障碍、语言理解异常。3项中有1项异常脑卒中可能性为72%，3项都不正常则脑卒中的可能性大于85%。

　　脑卒中患者多数为缺血性脑卒中。近年来，各种研究证明缺血性脑卒中发病3个小时（满足一定条件的部分患者在4.5小时）以内，给予有溶栓作用的组织型纤溶酶原激活剂，可以非常好的恢复功能。因此，最重要的是发现患者出现疑似中风的情况，要立刻送至可以治疗脑卒中的医院进行急救。犹豫不决，导致送医不及时，可能会使患者错过最佳溶栓治疗的时机。

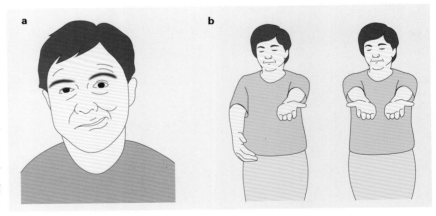

图8-5　辛辛那提院前脑卒中评分量表（根据American Stroke Association原图制作）

a：面部下垂的评估。确认右侧面部下垂

b：上肢无力的评估。左：异常（右臂低位）；右：正常（双臂可以等高前伸）

甲状腺疾病

☑甲状腺功能亢进的患者原则上禁忌使用含肾上腺素的局麻药物

☑甲状腺疾病患者治疗前，必须评估其最近的FT4、FT3、TSH数值

☑甲状腺功能亢进的患者出现高热、心动过速、大汗、腹泻、焦虑不安等症状，则怀疑甲状腺危象

1. 为什么在局麻时有必要多加注意？

甲状腺是生成游离三碘甲状腺原氨酸（T4）、游离四碘甲状腺原氨酸（T3）和反三碘甲状腺原氨酸（rT3）等3种甲状腺激素的器官。甲状腺激素生成、分泌过剩的疾病被称为甲状腺功能亢进，大部分为可以对促甲状腺激素（TSH）产生自身抗体的内分泌性眼球突出症（Basedow病）。由甲状腺激素的作用不足而导致出现的各种症状被统称为甲状腺功能低下症，疾病原因大多是慢性甲状腺炎（桥本病）。

甲状腺激素有产热、增加心脏收缩力、心率、促进糖吸收等作用，是调节体温和代谢的重要激素。甲状腺功能亢进患者生成了过剩的甲状腺激素会影响心血管系统（增加心脏收缩力、心率的作用），可以导致心动过速、房颤、心律不齐、血压升高等问题。

局麻药物内含的肾上腺素的作用可能造成上述症状恶化，因此对于甲状腺功能亢进患者原则上禁止使用"盐酸利多卡因肾上腺素注射液"。

2. 处置前的注意点

下丘脑分泌的促甲状腺激素释放激素作用于垂体前叶，使垂体分泌TSH，TSH作用于甲状腺使甲状腺分泌甲状腺激素。甲状腺激素浓度降低，垂体会分泌TSH（刺激甲状腺），促进甲状腺激素分泌。甲状腺激素浓度升高，则TSH分泌减少，降低甲状腺激素分泌。以这种反馈机制保持甲状腺激素的适当浓度。

从甲状腺分泌最多的是T4，但细胞核内与受体相结合使激素产生作用的却是T3。T4在末梢细胞中代谢为T3或rT3（rT3几乎没有作用，因此下文省略）。血液中只有未与蛋白相结合的游离型T3、T4（FT3、FT4）才能进入到细胞内发挥作用，因此一般在血液检查中都直接测定FT3、FT4。

甲状腺功能亢进的患者由于甲状腺激素分泌过剩，FT3、FT4数值增高。对于这种状态，机体为了维持稳定会降低TSH的分泌。即减少刺激甲状腺的激素，使甲状腺激素浓度降低。因此，甲状腺功能亢进的患者的血检数据会看到FT3、FT4数值增高，TSH数值降低。甲状腺功能减退的患者FT3、FT4分泌不足，TSH会升高。另外，虽然比慢性甲状腺炎（桥本病）发病率低，但继发性甲状腺功能减退（垂体性）和三发性甲状腺功能减退（下丘脑性）中TSH数值也是下降的。如上所述，甲状腺疾病患者FT3、FT4一般与TSH的数值呈现相反的趋势。

甲状腺疾病患者在治疗前，必须确认最新的血检结果，评估FT3、FT4、TSH数值。如果没有患者的相关数据，应与其内科主治医生会诊。内科方面控制良好（FT3、FT4、TSH指标正常）时，包括局麻在内的口腔治疗风险较低。控制不佳时，优先进行内科处置。

甲状腺功能亢进的患者服用阻断甲状腺激素合成的药物，如THIURAGYL®、PROPACIL®（丙硫氧嘧啶）、MERCAZOLE®（甲巯咪唑），甲状腺功能减退的患者多服用甲状腺激素药物THYRADIN®–S（左旋甲状腺素钠）。即使问诊时没有问出甲状腺疾病的既往史，也可以在确认患者服用的药物时发现甲状腺疾病的存在。

甲状腺功能亢进的患者为了改善心动过速等交感神经刺激产生的症状，会服用β受体阻断剂。服用β受体阻断剂的患者如果用含肾上腺素的局麻药物进行麻醉，有可能导致血压过度升高，肾上腺素的给药量要控制在22.5μg以下（1.8mL药管1支），具体请参考"高血压病"一节。

甲状腺疾病患者在治疗前要用心电监护仪监测生命体征。笔者以前曾经在一名有甲亢既往史的30多岁女性患者的术前心电图中发现她有房颤，所以邀请内科来会诊。甲亢控制不好，要优先进行内科治疗。甲亢患者有时会伴发心律不齐，术前确认十分重要。另外甲状腺功能减退的患者也会因为动脉硬化或LDL血脂升高而合并发生房颤或瘀血性心力衰竭等心脏疾病，甲状腺疾病患者在问诊时要问是否有心脏疾病。

3. 处置中的注意点

甲状腺疾病如果在内科控制得当，进行常规的口腔治疗应该没有问题。如前所述，甲状腺功能亢进的患者原则上禁忌使用含肾上腺素的局麻药物。因此，必须使用时，应在细致的全身状态监控下给药，而且应将给药量缩减到可以控制疼痛的最低量。患者由于局麻产生的疼痛或不安，以及肾上腺素的血管收缩作用可能导致血压上升、心动过速、心律不齐等问题，因此在局麻前就应该连接心电监护，直到处置结束。另外也可以考虑使用不含肾上腺素的Citanest-Octapressin®（盐酸丙胺卡因/苯赖加压素）。

甲状腺功能减退的患者使用含肾上腺素的局麻药物并不是禁忌，但仍然推荐在心电监护下进行包括局麻在内的处置。笔者过去曾遇到过未经治疗的甲状腺功能减退患者拔牙后发生严重的心动过缓、心律不齐。患者是82岁男性，因高血压病而服用降压药。注射含7.3万倍去甲肾上腺素的2%利多卡因1.8mL，进行右下4的拔除。术后患者在候诊区主诉不适，当时心率为36次/min，心动过缓。心电图发现其为2度Ⅱ型房室阻滞（有头晕或昏厥的心动过缓、心律不齐），立刻急救转运到综合医院的心血管内科。在综合医院植入了起搏器。另外在血检中发现了其患有甲状腺功能减退，主治医生推测这可能是造成心动过缓、心律不齐的原因。这位患者不知道自己有甲状腺功能减退，在问诊时也不可能发现。急症发作时应立刻进行生命体征监测，以便早期发现问题。

4. 紧急情况的应对

日本甲状腺学会将甲状腺危象定义为"存在导致甲状腺中毒症的未治疗或控制不良的甲状腺基础疾病，在此基础上遇到某种强刺激时，对于甲状腺激素的过度作用，身体代偿机制崩溃，导致多个器官功能不全，出现威胁生命需要紧急抢救的病症"。甲状腺激素过度分泌导致高热、心动过速、大汗、腹泻、焦虑不安等症状，不进行适当处置会导致昏迷甚至死亡。

内科控制得当的甲状腺功能亢进患者不用担心，但未经内科治疗的患者则可能由于拔牙、外伤、手术创伤、感染等对身体的刺激出现甲状腺危象。针对甲状腺危象的处置有输液、β受体阻断剂、抗甲状腺药物、无机碘剂等多种方法，但在口腔医院应对起来是很困难的。因此，怀疑出现甲状腺危象时，应立即转送患者到综合医院。而处置前对患者疾病控制情况的掌握则是预防甲状腺危象最关键的一环。

糖尿病

☑ 口腔治疗中使用的局麻药物所含肾上腺素均属微量，很难引起血糖的明显上升

☑ 需要特别注意预防患者因使用胰岛素或磺酰脲类药物导致的低血糖，在空腹时避免治疗

☑ 糖尿病患者在治疗中出现心悸、冷汗、烦躁不安等症状，应怀疑低血糖

1. 为什么在局麻时有必要多加注意？

糖尿病是胰岛素分泌障碍和胰岛素抵抗性亢进而造成胰岛素作用不足的结果，其表现为慢性血糖值的升高。高血糖状态持续会并发各种脏器功能障碍。局麻药物中含的肾上腺素与胰岛素有竞争作用，可能导致血糖值升高。

原则上禁忌对糖尿病患者使用"盐酸利多卡因肾上腺素注射液"。

2. 处置前的注意点

糖尿病可分为1型糖尿病、2型糖尿病、妊娠期糖尿病等。1型糖尿病是分泌胰岛素的胰腺β细胞由于遗传、环境、自身免疫等原因而遭到破坏，而发生了胰岛素缺乏的疾病。发病年龄的高峰在10～14岁，占所有糖尿病患者的10%以下。1型糖尿病患者需终生接受胰岛素治疗。2型糖尿病患者是由于胰岛素分泌减少和胰岛素抵抗导致胰岛素作用不足所产生的疾病。据报告在美国90%以上的糖尿病患者都是2型糖尿病。其原因有遗传因素和环境因素（老龄化、肥胖、缺乏运动等）。降糖药无法改善血糖时，会使用胰岛素。

无论哪种类型的糖尿病患者，在问诊时都要掌握其病情的控制状态。患者每天都记录自己血糖值的情况下，要确认血糖的变化趋势。血糖值受到饮食、运动、压力等的影响，是不断在变化的，因此可以使用糖化血红蛋白A1c（HbA1c）来了解患者长期血糖的变化情况。

HbA1c是红细胞中的一种糖化血红蛋白。红细胞在血液循环中存在的平均时间为60～90天，以此为基础，HbA1c可以反映2～3个月的平均血糖值。日本糖尿病学会

提出为了预防糖尿病造成的并发症，空腹血糖应该控制在130mg/dL以下，餐后2小时血糖180mg/dL以下，HbA1c7.0%以下。没有大幅超过这个指标，常规的口腔治疗应该都可以进行。因此，在治疗开始前必须确认患者血糖情况。如果患者不了解，要与其内科主治医生会诊，确认其最近的血糖值变化和HbA1c。

根据一项使用共振频率分析来确定种植体稳定度的研究，HbA1c在8.1%以上的患者种植体植入后的稳定性要更低，愈合时间大约需要12周，而HbA1c在8%以下的患者仅需要6周，因此HbA1c在8.1%以上的患者种植体愈合周期要延迟2倍。其原因被认为是高血糖抑制了成骨细胞的增殖和胶原蛋白的合成，导致成骨能力降低。糖尿病控制不佳的患者建议在进行种植等外科处置前，尽可能先进行内科治疗，等病情稳定后再进行口腔处置。

糖尿病患者多数会由于高血糖而伴有血管并发症，微血管的三大并发症为糖尿病视网膜病变、糖尿病肾病、糖尿病周围神经病变。另外，大血管常会合并有动脉硬化引起的高血压病、缺血性心脏病、脑卒中等，这些在问诊时都要掌握清楚。

多数糖尿病患者会使用降糖药或胰岛素，需要确认患者使用的药物种类，如果是胰岛素使用者，需要确认其胰岛素类型（超快速型、快速型、中速型等）、使用量、给药时间。降糖药有磺酰脲类药物（SU药物）、双胍类药物、α-葡萄糖苷酶抑制剂类药物、噻唑烷类药物、快速型胰岛素分泌促进药物和DPP-4酶抑制剂等，种类繁多。

SU药物（GLIMICRON®、EUGLUCON®、Daonil®、Amaryl®等）可以促进胰腺β细胞分泌胰岛素，因此降糖作用强，有证据表明其可以抑制微血管病症。但是其缺点为SU药物是口服降糖药物中最容易出现低血糖的。因此，在处置前要询问患者口服降糖药的种类（特别是是否服用SU药物）。告知患者来院前应按正常进食，服用规定的药量。需要特别注意预防患者因使用胰岛素或磺酰脲类药物导致的低血糖，在空腹时（比如早上使用胰岛素但还没有吃早餐时）避免治疗。

3. 处置中的注意点

如前所述，糖尿病患者多伴有高血压病和缺血性心脏病，因此推荐进行局麻下处置时使用心电监护仪对生命体征加以监控。

局麻药物所含肾上腺素同胰岛素有竞争作用，因此有血糖升高的可能性。然而，口腔治疗中使用的局麻药物所含肾上腺素均属微量，很难引起血糖的明显上升，如果没有其他需要注意的心血管疾病，还是可以使用含肾上腺素的药剂的（充分考虑其为原则禁忌的问题）。为了尽量减少血糖值的变动，也可以使用不含肾上腺素的Citanest-Octapressin®（盐酸丙胺卡因/苯赖加压素注射液）。

在一项研究中，对HbA1c7.9%以下的2型糖尿病患者使用含8万倍去甲肾上腺素的2%利多卡因1.5mL进行上颌前牙区麻醉，检测其麻醉持续时间，发现与非糖尿病患者相比较，糖尿病患者麻醉持续时间明显延长。另外，非糖尿病患者在局麻后45分钟内因肾上腺素而造成牙髓血流明显减少，而糖尿病患者此时间为60分钟。糖尿病并发的神经功能障碍导致感觉下降，以及微血管障碍导致的局麻药物吸收延迟，都被认为是可能原因。HbA1c7.9%以下是控制比较好的2型糖尿病患者，即便是他们也可能因为局麻药物造成神经功能障碍的恶化，这提醒我们要将麻药使用量控制在可以抑制疼痛的最小剂量上。

4. 紧急情况的应对

在糖尿病患者的治疗中，患者出现心悸、冷汗、烦躁不安等症状时，应首先怀疑是低血糖。这些症状是因为内源性肾上腺素分泌引起的，目的在于提高血糖值（修正体内的低血糖状况）。一般认为血糖值低于60mg/dL会出现低血糖症状，但实际上这个数值会根据各种条件而变化。

低血糖的原因有过度给予降糖药物、饮食量不足、运动量增加等。比如，没有食欲而比平时吃得少，但仍按照平时那样使用降糖药或胰岛素，这样的患者来院，在治疗中就可能发生低血糖。低血糖如果不进行恰当的治疗，会发生低血压、低体温、意识丧失等情况，最坏的情况下甚至会导致痉挛或死亡。如果低血糖患者意识清醒，可以口服补糖，应口服葡萄糖15~20g。如果准备有20mL 50%葡萄糖注射液（**图8-6**），可以口服2支以摄取20g葡萄糖。如果没有意识，应拨打急救电话请求急救人员支援。

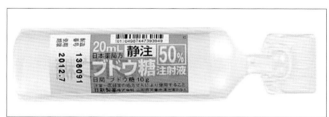

图8-6　20mL 50%葡萄糖注射液

患者明显血糖增高时，也可能发生糖尿病昏迷。其原因在1型糖尿病患者可以是糖尿病性酮症酸中毒，2型糖尿病患者可以是非酮性高渗透压性昏迷，无论哪种如无恰当治疗都会发生严重的低血压，甚至意识丧失。由于高血糖导致意识丧失时，应拨打急救电话请求急救人员支援。

如上所述，低血糖和高血糖无论哪个重症化后都会伴有意识丧失，有时很难鉴别。一般来说，在口腔医院比起高血糖，低血糖导致的并发症出现的频率更多，但鉴别两者一定需要用血糖测定仪来检测血糖值。无法判断是哪种情况时，先按照低血糖的对应方法进行处置。这么做的理由是低血糖比高血糖更容易急剧恶化，导致危及生命的状态。而且治疗低血糖所需的葡萄糖量，即使给高血糖的患者也不会导致其症状明显恶化。

孕妇

 要点

☑对孕妇使用含肾上腺素的利多卡因制剂是目前最佳的选择

☑从仰卧位低血压综合征和低氧血症的观点出发，建议避免使怀孕中期以后的孕妇躺至水平位

☑发生仰卧位低血压综合征时，让患者左侧卧位

1. 为什么在局麻时有必要多加注意?

妊娠虽不是系统性疾病，但在口腔治疗时有必要考虑妊娠相伴的生理性身体变化。孕妇十分在意局麻药对母体及胎儿的影响，口腔医生应就此在循证医学的基础上予以充分说明。因此必须考虑药剂致畸作用以及对子宫出血的影响，选择安全性较高的局麻药物和药量。

另外，孕妇常有精神上的不安，局麻时的疼痛或不安容易引起血管迷走神经反射或过度通气综合征等问题，请务必注意。

2. 处置前的注意点

盐酸利多卡因肾上腺素注射液（口腔用Xylocaine®、EPILIDO®、XYLESTESINTM–A）、盐酸利多卡因肾上腺素重酒石酸注射液（ORA®）、盐酸丙胺卡因/苯赖加压素（Citanest–Octapressin®）的药物说明书中记载关于妊娠中给药的安全性没有明确验证，仅在治疗上的益处大于其危险性时使用。因此，原则上妊娠中的局麻仅在真正必要的患者进行。

表8-4 孕妇使用药剂的FDA分类（根据Turner等，2002及Ouanounou等，2016制作）

	药物	FDA分类	妊娠中的使用
局麻药物	利多卡因	B	可
	丙胺卡因	B	可
	甲哌卡因	C	可
止痛药	阿司匹林	C/D	妊娠后期不可
	对乙酰氨基酚（CALONAL®，Anhiba®）	B	可
	布洛芬（BRUFEN®）	B/D	妊娠后期不可
	萘普生（NAIXAN®）	B/D	妊娠后期不可
抗生素	青霉素	B	可
	阿莫西林（Sawacillin®，PASETOCIN®）	B	可
	红霉素（Erythrocin®）	B（升级药剂不可）	可
	克拉霉素（Clarith®，Klaricid®）	C	注意使用
	阿奇霉素（ZITHROMAC®）	B	可
	克林霉素（Dalacin®）	B	可
	头孢霉素（不论哪一代）	B	可
	四环素	D	不可

　　正颌手术或以美容为目的的口腔治疗等最好延期到生产之后。对孕妇进行治疗，建议选在比较安定的妊娠中期（17~28周）。口腔治疗产生的精神压力有造成妊娠前期流产及妊娠后期早产的危险，这些阶段仅限于进行紧急处置。

　　包括局麻药物在内，对孕妇使用药物都伴有胎儿致畸、流产、分娩中的并发症、出生时低体重等风险，因此口腔医生对给药的选择要十分小心。FDA根据药物对胎儿的危险等级将其分为5类（A类、B类、C类、D类、X类；**表8-4**）。A类（研究结果显示对孕妇给药不会增加胎儿致畸的风险）药物最为安全，其后的类别致畸风险上升，而X类（研究结果显示有明显胎儿致畸的证据）药物则是孕妇的禁忌。

　　FDA将利多卡因和丙胺卡因分为B类（没有在人体的准确研究，但动物实验显示对胎儿没有影响。或者在动物实验发现有害作用，但经过准确的人体实验，发现对胎儿没有危险性），可以认为它们是安全性较高的局麻药物。酰胺类局麻药物（利多卡因、丙胺卡因、甲哌卡因、布比卡因）在血液中大部分与$\alpha 1$酸性糖蛋白结合。由于妊娠中$\alpha 1$酸性糖蛋白减少，给予酰胺类局麻药物，血液中的游离型局麻药物会增加。游离型局麻药物分子量小，容易通过血脑屏障和胎盘。因此，妊娠中即使使用比平时少的局麻药量也有引起孕妇和胎儿中毒的可能性。

另外，作为血管收缩剂的肾上腺素，有报告称大量给药时会因α受体作用导致子宫血流量减少。但通常的口腔治疗中的使用量几乎都不多，基本不会引起由局麻药物或肾上腺素过量而导致的问题。含肾上腺素的局麻药物吸收缓慢，也可以起到预防局麻药物中毒的作用。

在给予最低限度药量的同时，还要注意避免麻药误入血管，在下颌神经阻滞麻醉时务必回吸确认有无回血。关于血管收缩剂苯赖加压素，在我们可以查阅的范围内FDA分类并没有记载。目前可以认为含肾上腺素的利多卡因是孕妇使用的最佳选择。

表8-4也记录了一些止痛药和抗生素。作为妊娠期内使用的止痛药，对乙酰氨基酚是最常见的，FDA分类为B类。对乙酰氨基酚与致畸无关，是一种安全的止痛药。布洛芬和萘普生等非甾体抗炎药（NSAIDs）在妊娠初期和中期被归为B类，在妊娠后期被归为D类。非甾体抗炎药阻碍前列腺素的合成。前列腺素E2与诱发分娩相关，非甾体抗炎药阻碍前列腺素的合成可能导致产程延长。因此，妊娠后期应该避免使用。

口腔使用的抗生素大部分是青霉素或头孢霉素，它们对孕妇来说大体是安全的（B类）。另外，多数大环内酯类药物（红霉素、克林霉素、阿奇霉素）被分类为B类（克拉霉素被分类为C类），对青霉素过敏的孕妇可以考虑使用这些药物。

3. 处置中的注意点

妊娠会带来心血管系统的变化。心率增加和每搏输出量增加导致心排血量增加。心排血量的增加在妊娠初期就开始了，妊娠7～8个月约增加30%，之后到生产为止会维持在正常水平。妊娠中期和后期孕妇采用水平位，会发生血压和心排血量降低。这是由于子宫压迫下腔静脉，心脏回流血量减少而引起的。血压降低会发生头晕和恶心的症状（仰卧位低血压综合征）。另外子宫压迫下腔静脉还可能造成深部静脉血栓的发生。有报告显示孕妇与同年龄的未怀孕女性相比，深部静脉血栓发病风险多出5倍。

呼吸系统的变化方面，有报告称约30%的孕妇有严重的鼻炎。这是因为妊娠使雌激素增加，血流量增大导致鼻黏膜水肿。鼻炎从妊娠中期开始，到生产时逐渐恶化。横膈膜被子宫压迫抬高约4cm，功能余气量（平静呼气时肺内残余的气体量）减少15%～20%。为了给妊娠的子宫供血，孕妇比未怀孕时氧气消耗量增加15%。横膈膜高位和耗氧量的增加与缺氧相关，有低氧血症的风险。水平位横膈膜会被进一步向上挤压，使功能余气量变得更少。由此，从仰卧位低血压综合征和低氧血症的观点出发，妊娠中期以后不建议孕妇保持水平位。有报告建议在牙椅上的理想体位是，将卷起的毯子等垫在患者右臀部下方，保持抬起15°的左侧卧位（左侧在下方的低位；**图8-7**）。另外，稍微将牙椅倾倒都可能会造成生命体征和SpO$_2$的变化，所以应该在治疗中连接心电监护仪。

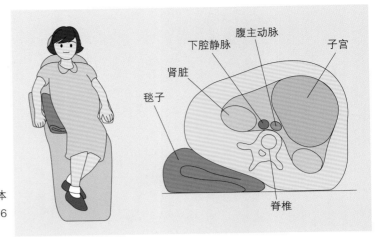

图8-7　牙椅上孕妇的体位（根据Naseem等2016制作）

　　进行局麻时，参考**表8-4**选择合适药物。孕妇精神不安或进针时的刺痛等容易引起血管迷走神经反射或过度通气综合征等。静脉镇静可以减轻患者的不安和恐惧，这虽然可以有效预防偶发症状，但吩噻嗪（Midazolam、DIAZEPAM等）和N$_2$O存在致畸性风险，尚未明确其对孕妇的安全性。因此，从术前就要与患者构建信赖关系，再考虑其疼痛，尽量使其保持在放松状态进行局麻。

4. 紧急情况的应对

　　治疗中的孕妇出现不适或恶心、面色苍白等症状时，应立即检查其生命体征。确认有血压降低，要怀疑发生了仰卧位低血压综合征，让患者变成左侧卧位。这样可以解除妊娠子宫对下腔静脉的压迫，静脉回流量增加可以使血压上升。

参考文献

[1] Greenwood M, Meechan JG. General medicine and surgery for dental practitioners: part 2. Medical emergencies in dental practice: the drug box, equipment and basic principles of management. Br Dent J. 2014; 216(11): 633-637.

[2] Greenwood M, Meechan JG. General medicine and surgery for dental practitioners: part 3. Management of specific medical emergencies in dental practice. Br Dent J. 2014; 217(1): 21-26.

[3] American Heart Association. Advanced cardiovascular life support provider manual. 16th ed. AHA, 2016.

[4] 日本高血圧学会高血圧治療ガイドライン作成委員会編. 高血圧治療ガイドライン2019. 日本高血圧学会，2019.

[5] 大渡凡人. 疾患別内科エマージェンシー対応　高齢者歯科臨床ナビゲーション. 医歯薬出版，2003.

[6] 椙山加綱. 改訂新版　有病高齢者歯科治療のガイドライン　上. クインテッセンス出版，2013.

[7] 佐藤雅仁. 歯科治療中の偶発症とその対策. 岩医大歯誌. 2005；30：146-157.

[8] Herman WW, et al. New national guidelines on hypertension: a summary for dentistry. J Am Dent Assoc. 2004; 135(5): 576-584; quiz 653-654.

[9] Bassett K, et al. Local anesthesia for dental professionals. 2nd ed. Pearson, 2014.

[10] 福島和昭監修. 歯科麻酔学　第 8 版. 医歯薬出版，2019.

[11] 桜井　誠. 歯科用局所麻酔薬に添加のエピネフリンが血漿カテコールアミン濃度と循環に及ぼす影響. 日歯麻誌. 1989；17：242-256.

[12] 金子　譲. 血管収縮薬（局所麻酔薬添加）とその使い方. 日歯医師会誌. 1996；48：1282-1296.

[13] 佐藤雅仁. 歯科治療中の偶発症とその予防. 岩医大歯誌. 2005；30：75-83.

[14] 深山治久. その偶発症はアレルギーなのか？歯界展望. 2012；119：137-148.

[15] Faraco FN, et al. Effect of anesthetics containing lidocaine and epinephrine on cardiovascular changes during dental implant surgery. J Oral Implantol. 2007; 33(2): 84-88.

[16] Agata H, et al. Felypressin-induced reduction in coronary blood flow and myocardial tissue oxygen tension during anesthesia in dogs. Can J Anaesth. 1999; 46(11): 1070-1075.

[17] アダラートカプセル添付文書.

[18] The sixth report of the Joint National Committee on prevention, detection, evaluation, and treatment of high blood pressure. Arch Intern Med. 1997; 157(21): 2413-2446.

[19] Campeau L. Letter: Grading of angina pectoris. Circulation. 1976; 54(3): 522-523.

[20] 小谷順一郎，砂田勝久編. 全身管理モニタリング. 新訂版　知りたいことがすぐわかる高齢者歯科医療. 永末書店，2017；224-227.

[21] 永井利幸ほか監修. 虚血性心疾患. 病気がみえる　vol.2　循環器　第 4 版. メディックメディア，2017；98-119.

[22] 木村一雄ほか. ST 上昇型急性心筋梗塞の診療に関するガイドライン（2013 年改訂版）. 日本循環器学会，2013（http://www.j-circ.or.jp/guideline/pdf/JCS2013_kimura_h.pdf）.

[23] 篠原幸人ほか編. 脳卒中一般. 脳梗塞・TIA. 脳卒中治療ガイドライン 2009. 協和企画，2010；1-127.

[24] 山口修平，小林祥泰. 脳卒中データバンクからみた最近の脳卒中の疫学的動向. 脳卒中. 2014；36：378-384.

[25] 井上　博ほか. 心房細動治療（薬物）ガイドライン（2013 年改訂版）.（http://www.j-circ.or.jp/guideline/pdf/JCS2013_inoue_h.pdf）.

[26] 日本有病者歯科医学会ほか編. 科学的根拠に基づく抗血栓療法患者の抜歯に関するガイドライン 2015 年改訂版. 学術社，2015.

[27] Okada Y, et al. Fatal subarachnoid haemorrhage associated with dental local anaesthesia. Aust Dent J. 1989; 34(4): 323-325.

[28] Kothari RU, et al. Cincinnati Prehospital Stroke Scale: reproducibility and validity. Ann Emerg Med. 1999; 33(4): 373-378.

[29] 森野勝太郎ほか監修. 甲状腺疾患. 病気がみえる　vol.3　糖尿病・代謝・内分泌　第 5 版. メディックメディア，2019；210-235.

[30] 田上哲也. Basedow 病薬物治療. 治療ガイドライン—現状と問題点. 日内会誌. 2010；99：733-740.

[31] Pinto A, Glick M. Management of patients with thyroid disease: oral health considerations. J Am Dent Assoc. 2002; 133(7): 849-858.

[32] 一戸達也. 局所麻酔のテクニック　応用編. 歯界展望. 2001；98：1271-1276.

[33] Kishimoto N, et al. Second-degree atrioventricular block type II and third-degree atrioventricular block requiring cardiac pacing after tooth extraction. Clin Case Rep. 2015; 3(4): 274-277.

[34] 日本甲状腺学会，日本内分泌学会編. 甲状腺クリーゼ診療ガイドライン 2017　Digest 版（http://www.japanthyroid.jp/doctor/img/thyroid_storm_or_crisis.pdf）.

[35] 緒方絹子ほか. 下顎骨骨切り術中の甲状腺クリーゼ発症により判明したバセドウ病の1例. 日口腔外誌. 2013；59：796-800.

[36] Oates TW Jr, et al. The effects of elevated hemoglobin A(1c) in patients with type 2 diabetes mellitus on dental implants: Survival and stability at one year. J Am Dent Assoc. 2014; 145(12): 1218-1226.

[37] Oates TW, et al. A critical review of diabetes, glycemic control, and dental implant therapy. Clin Oral Implants Res. 2013; 24(2): 117-127.

[38] 日本糖尿病学会. 糖尿病治療の目標と指針，血糖降下薬による治療（インスリンを除く）. 糖尿病診療ガイドライン 2016. 南光堂，2016；23-35，83-122.

[39] Oates TW, et al. Glycemic control and implant stabilization in type 2 diabetes mellitus. J Dent Res. 2009; 88(4): 367-371.

[40] Milic MS, et al. Comparison of pulpal anesthesia and cardiovascular parameters with lidocaine with epinephrine and lidocaine with clonidine after maxillary infiltration in type 2 diabetic volunteers. Clin Oral Investig. 2016; 20(6): 1283-1293.

[41] Mealey B. Diabetes and periodontal diseases. J Periodontol. 1999; 70(8): 935-949.

[42] Turner M, Aziz SR. Management of the pregnant oral and maxillofacial surgery patient. J Oral Maxillofac Surg. 2002; 60(12): 1479-1488.

[43] 渡辺裕三，田辺晴康. 妊婦と歯科治療. 歯界展望. 1992；80：190-194.

[44] Ouanounou A, Haas DA. Drug therapy during pregnancy: implications for dental practice. Br Dent J. 2016; 220(8): 413-417.

[45] Mendia J, et al. Drug therapy for the pregnant dental patient. Compend Contin Educ Dent. 2012; 33(8): 568-570, 572, 574-6 passim; quiz 579, 596.

[46] Prevention of venous thrombosis and pulmonary embolism. NIH Consensus Development. JAMA. 1986; 256(6): 744-749.

[47] Naseem M, et al. Oral health challenges in pregnant women: Recommendations for dental care professionals. The Saudi Journal for Dental Research. 2016; 7: 138-146.

[48] Katz VL. Physiologic changes during normal pregnancy. Curr Opin Obstet Gynecol. 1991; 3(6): 750-758.

Chapter 9

第9章
局麻造成的系统性偶发症

血管迷走神经反射

☑血管迷走神经反射是口腔治疗时发生频率最高的系统性偶发症

☑疼痛和不安等压力因子是其诱发因素，因此局麻时容易发生

☑发生时首先要让患者变为水平位，开始吸氧

1. 病情和症状

血管迷走神经反射是与口腔治疗相关的全身偶发症状中发病频率最高的。以前曾被称为"神经性休克""三叉迷走神经反射""疼痛性休克""脑缺血发作"等，但现在包括口腔医师国家考试（日本）在内，都使用"血管迷走神经反射"一词。

疼痛、不安等压力，首先造成交感神经紧张，接着导致间接性迷走神经紧张（副交感神经占优势的状态），从而引起循环抑制（除此之外还有人提出各种发病机制）。由于口腔治疗容易对患者产生压力，特别是在局麻时这种压力诱发血管迷走神经反射的情况较多，在一篇美国的报告中称进行局麻的患者中有0.65%（约150人中有1人）出现了血管迷走神经反射，有血压降低、面色苍白、冷汗、恶心、意识模糊等症状，也有因极强的迷走神经紧张状态引起心脏骤停的病例。另外，由于低血压、脑血流和脑供氧量下降可能会导致患者发生晕厥。

2. 应对

根据生命体征和患者的症状，怀疑发生血管迷走神经反射时，首先将患者变为水平位，抬起下肢。由于抬起下肢，静脉回流增加，心搏出量增加，可以让血压上升。此时，如果头位过低，可能导致心功能、呼吸功能以及颅内压的恶化，应予以避免。然后用氧气面罩进行吸氧（4~6L/min）。虽然没有吸氧可以促进患者从晕厥中恢复的证据，但是在发生晕厥的情况下，为了改善脑内的供氧量，推荐吸氧。

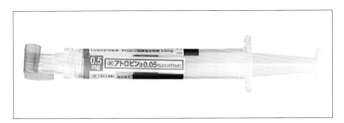

图9-1 阿托品注射液0.05%注射器"Terumo"（硫酸阿托品0.5mg）

　　仅通过水平位（抬高下肢）和吸氧等简单的应对措施，很多患者就可以恢复，但在伴有心动过缓的低血压和恶心等症状没有改善的情况下，对成人患者要进行硫酸阿托品0.5mg的静脉给药，如果有需要，每3～5分钟再追加给药0.5mg（最大给药量3mg）。由于硫酸阿托品的副交感神经阻断作用，交感神经会占据相对优势地位，使得心率上升，这样可以改善心动过缓。阿托品也可以做肌肉注射，但起效要比静脉给药慢。进行肌肉注射时也要给硫酸阿托品0.5mg。如果事先准备有注射器型阿托品（阿托品注射液0.05%注射器"Terumo"；**图9-1**），则可以省去开封药瓶并向注射器吸引的操作，从而做到快速地给药。

　　问诊中如果判断该患者在口腔治疗时有较高可能发生血管迷走神经反射（局麻过程中、局麻后立刻或采血、点滴时，患者有不适感、面色苍白、意识水平下降等），为了减轻患者的不安，应考虑在静脉镇静下进行治疗。静脉镇静通过药剂的抗焦虑作用减轻患者压力，对预防血管迷走神经反射的发生非常有用。

过敏反应

☑ 据估测，利多卡因引起过敏反应的发病频率为0.00007%（100万～150万人中有1人），是极其罕见的偶发症

☑ 与血管迷走神经反射不同，过敏反应多出现荨麻疹等皮肤症状，而且发病后不会自然恢复

☑ 吸氧、注射肾上腺素以及输液是治疗过敏反应的重要方法

1. 病情和症状

　　过敏反应被定义为"由于过敏原等的侵入，引起系统性多个脏器发生过敏症状，危及生命的过敏反应"，重症病例中也有因呼吸道阻塞和循环衰竭导致死亡的情况。口腔领域导致过敏反应的致敏物质有局麻药、抗菌药、镇痛药、乳胶等。利多卡因引起的过敏反应的发病频率推测为0.00007%（100万~150万人中有1人），极为罕见。但每天都进行局麻的口腔医生总会存在遇到过敏反应的可能。

　　多数过敏反应是由IgE介导的免疫反应而产生。针对特定抗原产生IgE，这些IgE通过嗜碱性细胞和肥大细胞表面的受体结合到细胞表面（致敏）。当IgE和抗原结合时，引发嗜碱性细胞和肥大细胞的脱颗粒反应，从而释放各种化学介质（**图9-2**）。

　　这些被释放的组胺、白三烯、前列腺素、核黄素、胸腺嘧啶等化学介质，会导致血管扩张、毛细血管通透性过大（血管内皮细胞之间出现间隙，导致分子量大的物质也可以通过血管壁渗出）、支气管收缩。血管扩张，则血管内的相对循环血液量减少，另外，由于毛细血管通透性过大，水分从血管内向血管外渗出，血管内容量进一步减少，结果导致血压严重降低。血压降低时会出现心动过速，这是对低血压的代偿性反应。但有报告称，部分过敏反应从一开始就伴有心动过缓。

　　由于血管通透性过大，血管内的水分渗出到皮下导致荨麻疹和水肿。如果这种机制引起的水肿发生在喉和舌头上，会造成上呼吸道阻塞。另外，白三烯有收缩支气管的作用，可以导致支气管痉挛（下呼吸道阻塞），出现喘鸣和呼吸困难的症状。因此，过敏反应对呼吸系统也有很大影响。

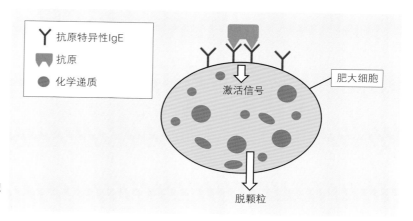

图9-2　过敏反应中肥大细胞的脱颗粒

表9-1　血管迷走神经反射和过敏反应的鉴别（根据金子，2011制成）

	血管迷走神经反射	过敏反应
发生率	极多	极少
既往史	7~8成有既往史	有的没有既往史。如果自述有既往史，则可以确切诊断
发现情况	主诉紧张、疼痛当时，或稍后	抗原暴露后
发现时间	多在麻醉当时、麻醉后立刻	注射后立刻
症状、征兆	昏厥，血压降低的症状（皮肤发冷、冷汗、面色苍白），心动过缓	血压降低，皮肤症状（荨麻疹、瘙痒），呼吸症状（哮喘样）
过程	一过性，通常可以自我恢复	持续性，发展为休克，不能自我恢复

另外，非IgE介导的免疫反应，或者肥大细胞的直接激活也会诱发过敏反应。以前非IgE介导的病态反应被称为"过敏反应样反应"，近年来，不管是否由IgE介导，使用"过敏反应"这一用语已成为主流。

血管迷走神经反射多发生在局麻中或局麻后立刻，有时难以与过敏反应相鉴别。患者有过"局麻中或局麻后立刻出现不适感或血压降低"的既往史，或患者说自己有"局麻过敏"时，其多数原因并不是过敏反应而是血管迷走神经反射。另外，也存在当时的口腔医生误将血管迷走神经反射当成是局麻引起的过敏告知给患者的情况。

笔者在对局麻时有不适感病史的患者进行初诊时，会参考**表9-1**进行问诊。特别是询问有无皮肤症状和接受的处置，这些对鉴别很有帮助。过敏反应几乎所有病例都出现荨麻疹和水肿等皮肤症状，而在血管迷走神经反射中几乎不会出现皮肤症状。另外，通常发生过敏反应时，难免要住院后进行各种处置，但在血管迷走神经反射的情况下，多数只要在牙椅上休息就可以改善。

2. 应对

根据生命体征和患者的症状，疑似出现过敏反应时，立即拨打急救电话，请求急救队的支援。怀疑出现过敏反应时，不要犹豫，肌肉注射肾上腺素十分关键，将下肢抬高约30cm（**图9-3**）。进一步再使用面罩以6~8L/min的通量进行吸氧。

肌肉注射肾上腺素时的给药量为0.01mg/kg，根据需要每隔5~15分钟再给药。单次最大给药量为成人0.5mg，小儿0.3mg。肌肉注射的部位推荐大腿中央的前外侧（大腿的根部和膝盖中央连线的稍外侧）。肾上腺素通过刺激α受体使扩张的血管收缩，另外也通过刺激β1受体使心搏出量增加从而使降低的血压回升。

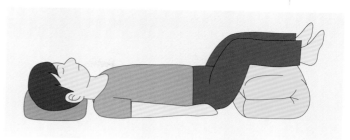

图9-3　过敏反应发生时的患者体位

将患者放于水平位，下肢抬高约30cm（根据日本过敏学会，2014制成）

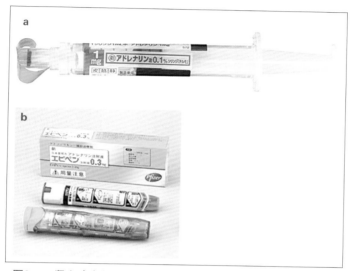

图9-4　肾上腺素制剂

a：肾上腺素注射液0.1%注射器"Terumo"（肾上腺素1mg）

b：EPIPEN®注射液（肾上腺素0.3mg）

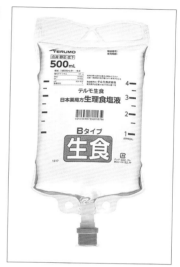

图9-5　生理盐水500mL

如果事先准备注射器型肾上腺素（肾上腺素注射液0.1%注射器"Terumo"，**图9-4a**），则可以省去开封药瓶并向注射器吸引的操作。这种注射器型肾上腺素药量为1mL，内含肾上腺素1mg，因此如果全部都肌肉注射（1mL），就会过量给药。肾上腺素的升压作用很强，如果过量给药，有可能会引起血压急剧上升和心室性心律失常等问题。如果使用笔型肾上腺素自助注射器（EPIPEN®注射液：肾上腺素0.3mg，**图9-4b**），即使隔着衣服也可以在大腿部的肌肉内注射适当剂量。

患者持续低血压，没有迅速对肌注的肾上腺素产生反应的情况下，将生理盐水（**图9-5**）快速静脉注射1～2L（最初的5～10分钟成人为5～10mL/kg，小儿为10mL/kg）。由于过敏反应中血管内水分向血管外渗出，循环血液量不足，所以输液就成为一项重要的治疗。即使是对治疗有反应而症状消失的患者，在数十分钟到数小时后症状也可能会复发（迟发性过敏），因此，至少需要住院24小时，进行观察。

过度通气综合征

要点

☑局麻时的过大压力可能成为过度通气综合征的原因

☑出现呼吸深快、四肢抽搐的症状可以怀疑为过度通气综合征

☑发病时，应指示患者采取坐位或半坐位慢慢呼吸，告知不是危重的疾病，使患者安心

1. 病情和症状

过度通气综合征和血管迷走神经反射一样，是由于疼痛和不安等压力因素而引发的过度通气，表现出各种症状的一种综合征。与局麻相关的疼痛和不安等作为患者的压力因素，也可以诱发过度通气综合征。

通常成人的呼吸次数在安静时为12 ~ 18次/分，而在过度通气综合征中，压力会导致呼吸数及单次换气量增加。呼吸是将氧气吸入体内，将二氧化碳排出体外的过程。过度通气综合征中，反复进行又深又快的呼吸，会使血液中的二氧化碳被过量排出体外，动脉血二氧化碳分压降低。由于二氧化碳是一种"挥发性酸"（碳酸），如果酸被过量排出体外，人体就会出现碱中毒（原因是呼吸状态的改变，所以被称为呼吸性碱中毒）。呼吸性碱中毒时，血液中的蛋白结合钙增加，血液中的离子钙（Ca^{2+}）降低（低钙血症）。Ca^{2+}浓度与肌肉收缩相关，其降低会引起四肢末梢的麻痹感和"助产士手"样抽搐（**图9-6**）等症状（强直性的肌肉收缩）。动脉血二氧化碳分压的降低会使脑血管收缩，脑供血量减少，导致头晕等症状。

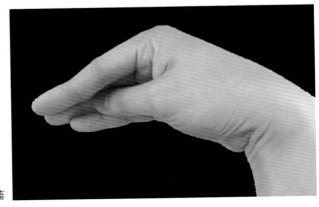

图9-6 "助产士手"样抽搐

　　过度通气综合征多发于二三十岁的女性，但笔者在对74岁男性进行口腔治疗时，也遇到了过度通气综合征发作的病例。当高龄患者突然出现深快呼吸时，很难与心脏病和呼吸系统疾病进行鉴别。在该病例中，由于问诊时患者说自己曾有过度通气综合征的病史，因此能够迅速应对，因此，问诊时预先询问过度通气综合征的病史十分重要。

2. 应对

　　根据患者的症状（深快呼吸、四肢麻木等）疑似出现过度通气综合征时，通过监护仪开始监测生命体征，指示患者采用坐位或半坐位慢慢呼吸。患者多处于恐慌状态，血压和心率比正常值稍高，但基本上生命体征是稳定的。患者会强烈主诉有呼吸困难感，但要告知患者这不是危重的疾病，使之安心。

　　在过度通气综合征中，二氧化碳过量排出，而动脉血氧分压并没有降低（相反，由于过度通气而轻度上升），所以原则上不需要给氧。但极少情况下，在过度通气之后会出现呼吸停止，导致SpO_2下降的情况，所以必须进行SpO_2的监控。过度通气没有改善的情况下，可以静脉注射Dorumicum®注射液（咪达唑仑；**图9-7**）0.06mg/kg。也可以肌肉注射（Dorumicum®注射液0.1mg/kg），但起效比静脉给药慢。咪达唑仑的抗焦虑作用可以减轻引起过度通气综合征的压力，使症状得到改善。但咪达唑仑的使用会伴有呼吸抑制的风险，因此要密切监测生命体征变化。

　　纸袋呼吸法是一些书中记载的过度通气综合征的应对方法，对于二氧化碳过量排出的状态，通过再次吸入呼出气体中的二氧化碳，可以改善病情。但是，如果长时间用纸袋呼吸法，纸袋内会出现低氧状态，可能会导致动脉血氧分压下降（低氧血症）。有报告称出现过对过度通气综合征患者进行纸袋呼吸法，而导致严重的低氧血症和心肌缺血，造成患者死亡的病例，因此现在不太推荐采用此法。

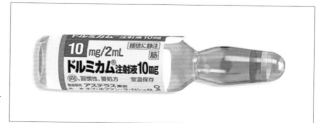

图9-7　Dorumicum®注射液（咪达唑仑10mg）

局麻药物中毒

☑局麻药物的大量给药、血管内注射以及患者药物代谢、排泄能力下降时，有
　发生局麻药物中毒的危险
☑症状表现为初期中枢神经系统、心血管系统的兴奋和后期的抑制，呈现出
　双相性
☑病情发展有时会导致心脏骤停，口腔医护人员应熟悉心肺复苏法

1. 病情和症状

　　局麻药物中毒一般在局麻药物的血药浓度急剧上升时发生。一次使用大量或高浓度的局麻药物、错误地将药物注射入血管内以及患者患有重度肝-肾功能障碍等致使药物的代谢、排泄能力下降时，都有可能发生局麻药物中毒。

　　局麻药物中毒主要影响中枢神经系统和心血管系统，引起各种症状。利多卡因的极限用量在不含肾上腺素的情况下为200mg，在含肾上腺素的情况下为500mg。含肾上腺素时极限用量更多是因为肾上腺素有血管收缩作用，使局麻药物被吸收到血管内的速度减慢。Xylocaine®1.8mL药管中含36mg利多卡因，因此理论上最多可以使用13支（肾上腺素36mg/药管×13支=468mg<500mg）。由于几乎不会一次性使用如此大量的局麻药物，所以在常规的口腔治疗中通常不会发生局麻药物中毒。

　　有人指出在进行下颌神经阻滞麻醉时，如果误将麻药注射到下牙槽动脉中，即使给药量少，也存在局麻药物从颈外动脉逆行，由颈内动脉到达脑循环从而发生中毒的可能性。但就笔者所知，尚无人类由于下颌神经阻滞麻醉导致局麻药物中毒的报告。因此，可以认为作为下颌神经阻滞麻醉的相关偶发症，局麻药物中毒的发生频率极低。另外，疼痛门诊在进行星状神经节阻滞的时候，误将麻药注射到椎动脉中的情况下，即使少量的局麻药物也会引起中毒症状。

局麻药物中毒引起的症状初期表现为中枢神经系统或心血管系统的兴奋状态（phaseⅠ）和后期的抑制状态（phaseⅡ），呈现出双相性。初期症状（phaseⅠ）在中枢神经系统表现为晃动、头晕、头痛、舌及口周麻木感、耳鸣等。另外，还会出现多语及口齿不清等兴奋状态。在心血管系统中，表现为血压上升和心动过速。这些兴奋症状（phaseⅠ）一般认为是由于局麻药物抑制了中枢神经系统中的抑制神经元而引起的。

血中局麻药物浓度进一步上升时，患者会进入抑制状态（phaseⅡ）。中枢神经症状表现为全身性强直、间歇性痉挛、意识丧失、昏睡、呼吸停止等。心血管系统的症状表现为血管扩张和心肌抑制而引起的心搏出量下降，出现低血压、心动过缓、心律失常等，有时会导致心脏骤停。

2. 应对

局麻药物中毒的初期症状——兴奋状态，与对局麻怀有恐惧心理和不安感强的患者所表现出的症状有很多共通之处，有时鉴别起来很困难。但如前所述，局麻药物中毒在普通的口腔治疗中极其少见。因此，在局麻药物给药后患者处于兴奋状态，呈现出心动过速或血压上升的情况时，应首先考虑进针时的疼痛和不安的影响。

由于抑制状态（phaseⅡ）造成呼吸抑制，发现低氧血症（SpO_2降低）时，应进行吸氧。呼吸停止时，需要用呼吸球囊面罩进行人工呼吸。对于全身痉挛，可以使用Dorumicum®注射液（咪达唑仑）、CERCINE®静脉注射注射液（地西泮）等具有抗痉挛作用的药剂。另外，对于心律失常、低血压、心脏骤停，需要使用抗心律失常药、循环刺激剂、脂肪乳剂等药物，并实施心肺复苏法。这些处置都需要高级的知识和技术，因此在局麻药物中毒发生时，需要拨打急救电话，向高级别的医疗机构寻求支持。但是，心脏骤停时的急救处理（胸骨压迫，使用呼吸球囊面罩的人工呼吸，AED的使用），即使救护车到达只需几分钟，也必须进行，口腔医护人员应该熟练掌握那些技巧。

在本书中省略了急救处理的具体步骤，但关于心肺复苏法，日本ACLS协会与美国心脏协会（AHA）合作提供的BLS课程（http://acls.jp/）、日本急救医学会的ICLS课程（https://www.icls-web.com/index.html）等，有各种各样的学习班在日本全国召开。除了局麻药物中毒以外，口腔治疗时也不知道什么时候会发生心脏骤停。推荐大家通过这些学习班，掌握心肺复苏法的相关知识和技能。

高铁血红蛋白血症

 要点

☑使用丙胺卡因后出现发绀时，应怀疑发生高铁血红蛋白血症

☑如果丙胺卡因给药量超过600mg（约11支），发病的可能性就会提高，但也有在此用量一半左右就发病的病例报告

☑丙胺卡因的给药量应控制在可以抑制疼痛的最小量

1. 病情和症状

高铁血红蛋白血症是与局麻药物丙胺卡因及氨基苯甲酸乙酯（苯佐卡因）相关的系统性偶发症。丙胺卡因的代谢产物（o-甲苯胺）会将血红蛋白中的二价铁氧化为三价铁，形成高铁血红蛋白。血红蛋白会结合呼吸进体内的氧气，并起到向全身输送氧气的作用。但是，高铁血红蛋白没有与氧气的结合能力，不能输送氧气。高铁血红蛋白通常在血液中的含量在1%以下，如果达到15%～20%以上，就会出现各种各样的症状。

高铁血红蛋白血症的初期症状是指甲和口唇出现了发绀，进展后出现全身性发绀、头痛、痉挛、晕厥等。这时用心电监护仪测得的SpO_2的诊断可信度很低，通常是不正确的。因为这些仪器不以高铁血红蛋白等异常血红蛋白为测定对象。想要准确诊断，就需要使用多波长的一氧化碳测定仪，来测定高铁血红蛋白浓度，但这需要特别的装置，口腔医院很难测定。

Citanest-Octapressin$^{®}$（盐酸丙胺卡因/苯赖加压素）中含丙胺卡因。成人丙胺卡因的给药量超过600mg时，有发生高铁血红蛋白血症的危险。Citanest-Octapressin$^{®}$在1.8mL的药管中，含54mg的丙胺卡因，因此给药到11支以上时（丙胺卡因54mg/药管×11支=594mg<600mg）发病的可能性高。

但是，也有病例报告称对43kg的女性患者给予了丙胺卡因315mg（5～6支）后，发现术后SpO_2下降到90%，出现了高铁血红蛋白血症。一般认为高铁血红蛋白血症是罕见的偶发症，但由于也有像上述病例这样在基准剂量（600mg）约一半的用量时就发病的情况，因此给予丙胺卡因应该控制在能抑制疼痛的最小量。

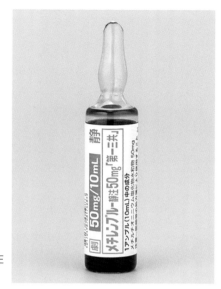

图9-8　METHYLENE BLUE［METHYLENE BLUE 静脉注射液50mg（第一三共出品）］

2. 应对

血液中的高铁血红蛋白浓度在20%以下、没有症状的情况下，随诊观察。但是，在超过20%或确认到发绀的情况下，用5分钟以上时间在静脉注射METHYLENE BLUE（图9-8）1~2mg/kg。METHYLENE BLUE可以将高铁血红蛋白还原为血红蛋白，因此可以作为治疗药使用。

METHYLENE BLUE是高铁血红蛋白血症的有效治疗药物，但其药价约为12万日元（约6000元人民币），是一种昂贵的药剂，作为急救药剂备用是不现实的，使用丙胺卡因后怀疑是高铁血红蛋白血症的情况下，最好进行急救转运。使用丙胺卡因时，充分考虑给药量，预防其发病才是第一位的。

总结

本章对局麻引起的全身偶发症的病情、症状、应对方法、预防方法等进行了介绍。与口腔治疗中的各种技术手段一样，患者出现突发情况时的诊断和应对都需要经验，仅通过阅读本章很难全部掌握。但如果能将本章内容作为知识来理解，应该可以预防很多偶发症和基础疾病的恶化。为了实现预防效果，使用心电监护仪来监测生命体征是必不可少的，在此基础上，请在局麻处置时积极灵活使用本章的知识。

希望本章的内容能增进口腔医疗工作者的系统状态管理知识，进而为患者提供更安全的口腔医疗。

参考文献

[1] 佐藤雅仁. 歯科治療中の偶発症とその対策. 岩医大誌. 2005；30：146-157.

[2] 福島和昭監修. 歯科麻酔学　第8版. 医歯薬出版，2019.

[3] Greenwood M, Meechan JG. General medicine and surgery for dental practitioners: part 3. Management of specific medical emergencies in dental practice. Br Dent J. 2014; 217(1): 21-26.

[4] D'Eramo EM, et al. Anesthesia morbidity and mortality experience among Massachusetts oral and maxillofacial surgeons. J Oral Maxillofac Surg. 2008; 66(12): 2421-2433.

[5] Niwa H, et al. Systemic emergencies and their management in dentistry: complications independent of underlying disease. Anesth Prog. 1996; 43(1): 29-35.

[6] 大渡凡人. 血管迷走神経性失神. 疾患別内科エマージェンシー対応　高齢者歯科臨床ナビゲーション. 医歯薬出版，2003；266-267.

[7] Coulthard P, et al. Master dentistry: Volume 1: Oral and maxillofacial surgery, radiology, pathology and oral medicine. 3rd ed. Churchill Livingstone, 2013.

[8] 深山治久. その偶発症はアレルギーなのか?　歯界展望. 2012；119：137-148.

[9] 大郷英里奈ほか. 静脈内鎮静法下の歯科治療時に数回の血管迷走神経反射性洞停止を起こした1例. 日歯麻誌. 2010；38：295-300.

[10] 日本歯科麻酔学会. 歯科治療中の血管迷走神経反射に対する処置ガイドライン. 2018（http://kokuhoken.net/jdsa/publication/file/guideline/guideline_vasovagalreflex.pdf）.

[11] American Heart Association. Bradycardia case. Advanced cardiovascular life support provider manual. Channing L Bete, 2016; 120-128.

[12] Reed KL. Basic management of medical emergencies: recognizing a patient's distress. J Am Dent Assoc. 2010; 141 Suppl 1: 20S-24S.

[13] 日本アレルギー学会. アナフィラキシーガイドライン. 2014（https://anaphylaxis-guideline.jp/pdf/anaphylaxis_guideline.PDF）.

[14] 丹羽　均. 歯科臨床における局所麻酔薬アレルギー. 日歯麻誌. 2004；32：7-12.

[15] 光畑裕正. アナフィラキシーの治療と機序. 日歯麻誌. 2003；31：235-244.

[16] Simons FE, et al. World allergy organization guidelines for the assessment and management of anaphylaxis. World Allergy Organ J. 2011; 4(2): 13-37.

[17] Bassett K, et al. Clinical administration of local anesthesia. Local anesthesia for dental professionals. 2nd ed. Pearson, 2014; 217-356.

[18] 医療事故調査・支援センター. 注射剤によるアナフィラキシーに係る死亡事例の分析. 日本医療安全調査機構，2018（https://www.google.com/url?sa=t&rct=j&q=&esrc=s&source=web&cd=1&ved=2ahUKEwi_kZy7kvvnAhURFogKHQGvBZkQFjAAegQIBBAB&url=https%3A%2F%2Fwww.medsafe.or.jp%2Fuploads%2Fuploads%2Ffiles%2Fteigen-03.pdf&usg=AOvVaw0emSz4fnhS6FtXNfXrIzrg）.

[19] 金子　譲. 歯科治療における全身的偶発症. 金子　譲監修. 歯科麻酔学　第7版. 医歯薬出版，2011；539-554.

[20] 小谷順一郎，砂田勝久編. 全身管理モニタリング. 新訂版　知りたいことがすぐわかる高齢者歯科医療. 永末書店，2017；224-227.

[21] 小沢　潔. 酸塩基平衡調節障害. 日内会誌. 2003；92：743-749.

[22] 大倉隆介. 救急外来における過換気症候群の臨床的検討. 日救急医会誌. 2013；24：837-846.

[23] Kishimoto N, Momota Y. Hyperventilation syndrome in an aged male patient. J Dent Sci. 2017; 12(2): 198-199.

[24] 山崎信也ほか. 過換気症候群に対する治療法としてのバッグ再呼吸法の検討. 日歯麻誌. 2004；32：318-322.

[25] Callaham M. Hypoxic hazards of traditional paper bag rebreathing in hyperventilating patients. Ann Emerg Med. 1989; 18(6): 622-628.

[26] 西村紳二郎ほか. 浅側頭動脈カニュレーション時，リドカインをカニューレから誤注した結果，発症した局所麻酔中毒の一症例. 昭歯誌. 1988；8：477-481.

[27] Aldrete JA, et al. Reverse carotid blood flow--a possible explanation for some reactions to local anesthetics. J Am Dent Assoc. 1977; 94(6): 1142-1145.

[28] Aldrete JA, et al. Reverse arterial blood flow as a pathway for central nervous system toxic responses following injection of local anesthetics. Anesth Analg. 1978; 57(4): 428-433.

[29] 小田　裕. 脂肪乳剤は局所麻酔薬中毒の救命に役立つか. 日臨麻会誌. 2010；30(4)：523-533.

[30] Trapp L, Will J. Acquired methemoglobinemia revisited. Dent Clin North Am. 2010; 54(4): 665-675.

[31] Adams V, et al. Prilocaine induced methaemoglobinaemia in a medically compromised patient. Was this an inevitable consequence of the dose administered? Br Dent J. 2007; 203(10): 585-587.

[32] Clary B, et al. Methemoglobinemia complicating topical anesthesia during bronchoscopic procedures. J Thorac Cardiovasc Surg. 1997; 114(2): 293-295.

[33] Boylston M, Beer D. Methemoglobinemia: a case study. Crit Care Nurse. 2002; 22(4): 50-55.

[34] メチレンブルー静注 50mg「第一三共」添付文書

[35] Umbreit J. Methemoglobin--it's not just blue: a concise review. Am J Hematol. 2007; 82(2): 134-144.

作者简介
AUTHORS PROFILE

岩永　让 *Joe Iwanaga*

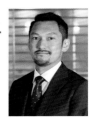

Associate Professor
Department of Neurosurgery
Clinical Neuroscience Research Center
Tulane University School of Medicine, LA, USA

嘉村康彦 *Yasuhiko Kamura*

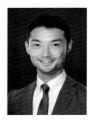

Endodontist
Private practice, TX, USA

田中　毅 *Tsuyoshi Tanaka*

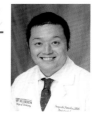

Clinical Assistant Professor
Predoctoral program director of periodontology
Department of Periodontology
University of Florida College of Dentistry, FL, USA

岸本直隆 *Naotaka Kishimoto*

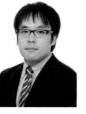

新潟大学大学院 医歯学総合研究科
歯科麻酔学分野 准教授

译者简介
TRANSLATORS

主　译

吴松涛　博士，主治医师

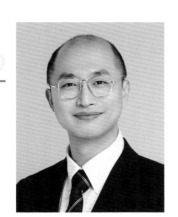

东京医科齿科大学　种植与口腔再生医学专业　博士

吉林大学口腔医学院　本硕连读（七年制）种植专业　硕士

- 日本文部科学省奖学金获得者
- 当代国际口腔医学会（iACD）国际区域主管
- 中华口腔医学会口腔种植专业委员会会员
- 中日医学科技交流协会口腔分会委员
- 国际口腔种植学会（ITI）会员
- 国际种植牙专科医师学会（ICOI）会员
- 欧洲骨结合协会（EAO）会员
- 骨结合协会（AO）会员

副主译

陈馥淳　口腔医学硕士，主治医师

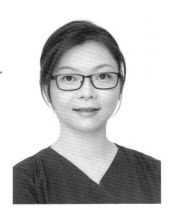

中山大学光华口腔医学院　本硕连读（七年制）种植专业　硕士

- 中华口腔医学会口腔种植专业委员会会员
- 广东省口腔医学会口腔种植专业委员会青年委员
- 广东省医学教育协会口腔种植专业委员会委员
- 广东省精准医学应用学会口腔修复种植分会委员
- 国际口腔种植学会（ITI）会员